TERMAU
MEDDYGOL

Manylion Catalogio Cyhoeddi (CIP) y Llyfrgell Brydeinig

Mae cofnod catalogio'r gyfrol hon ar gael gan y Llyfrgell Brydeinig

ISBN 0-7083-0957-7

Teipiwyd yng Nghofrestrfa'r Brifysgol, Caerdydd
Argraffwyd yng Nghymru gan Wasg Dinefwr, Llandybïe

R H A G A I R

Seiliwyd cynnwys y llyfryn hwn ar restr hir a chynhwysfawr o dermau meddygol, ynghyd â throsiadau ohonynt i'r Gymraeg, a gyflwynodd Dr. Ieuan Parri, ar ran y Gymdeithas Feddygol, i'r Bwrdd Gwybodau Celtaidd ym mis Mehefin, 1980. Yn y llythyr a amgaeodd gyda'r rhestr honno nododd Dr. Parri, yn y drefn ganlynol, y gweithiau yr oedd ef a'i gyd-lafurwyr wedi pori ynddynt, pan oeddynt wrthi'n trosi'r holl dermau i'r Gymraeg:

Geiriadur Prifysgol Cymru
Geiriadur Termau
Y Geiriadur Mawr
Geiriadur D. Silvan Evans (Saesneg-Cymraeg)
Geiriadur William Owen [-Pughe]
Geiriadur John Davies o Fallwyd (Lladin-Cymraeg)
Geiriadur Thomas Richards
Geiriadur Spurrell
Geiriadur John Walters
Geiriadur William Evans
Geiriadur Robert Ioan Prys
Yr Hyfforddwr Meddygol, sef cyfieithiad o lyfr Richard Reece, M.D.

Cydnabuwyd yn y llythyr hefyd y cymorth a'r cyngor gwerthfawr a roddwyd gan y Dr. Bruce Griffiths, o bryd i'w gilydd, pan oeddid yn paratoi'r rhestr o drosiadau.

Yn y cyfarod o Bwyllgor Iaith a Llên y Bwrdd Gwybodau Celtaidd a gynhaliwyd ar 16 Hydref, 1980, penderfynwyd yn unfrydol ethol Is-bwyllgor, yn cynnwys arbenigwyr ieithyddol a meddygol, i ystyried yr holl restr yn fanwl ac i ddwyn adroddiad arno, yn y man, i'r Pwyllgor. Yn y cyfarfod cyntaf o'r Is-bwyllgor hwnnw etholwyd y Dr. R. Elwyn Hughes yn Ysgrifennydd Mygedol, ac yn y cyfarfodydd niferus a gynhaliwyd ar ôl hynny i drafod cynnwys y rhestr cyflawnodd ei ddyletswyddau â chryn ofal a thrylwyredd. Aeth ati, ar gais yr aelodau, i ailysgrifennu'r cyfan, er mwyn cynnwys yn y rhestr, bob tro y ceid rhyw gymaint o orgyffwrdd yn y termau a drafodid, y trosiadau amrywiol a geir yn y llyfryn gwerthfawr hwnnw, Termau Bioleg, Cemeg, Gwyddor Gwlad, a gyhoeddwyd gan Gyd-Bwyllgor Addysg Cymru.

Gweithiwyd yn hir ac yn ddygn ar y rhestr a bu raid ymgodymu â llu o broblemau wrth drosi'r termau Saesneg gwreiddiol i'r Gymraeg. Nid rhyfedd, efallai, o gofio fod y maes yr ymdrinnid ag ef yn un mor arbenigol, i'r Is-bwyllgor Termau Meddygol ddibynnu'n drwm ar farn a chyngor y ddau feddyg a wahoddwyd i wasanaethu arno, sef, Dr. Emyr Wyn Jones a Dr. Harri Pritchard Jones, ac o dan eu harweiniad goleuedig hwy newidiwyd, am wahanol resymau, nifer sylweddol o'r trosiadau a oedd yn y rhestr wreiddiol. At hynny, bu raid chwynnu'r cyfan oll yn fanwl ofalus er mwyn sicrhau fod sillafiad yr amrywiol drosiadau a oedd wedi eu cymeradwyo yn cydymffurfio â phrif argymhellion Is-bwyllgor yr Orgraff, a sefydlwyd gan y Bwrdd Gwybodau Celtaidd. Yn hyn o beth bu cyngor y Dr. (gynt yr Athro) Brynley F. Roberts ar wahanol faterion ieithyddol ac orgraffyddol yn amhrisiadwy.

Problem ddyrys arall y bu raid ceisio ei datrys o bryd i'w gilydd oedd a ddylid derbyn term meddygol yr oedd iddo gylchrediad cydwladol neu, ynteu, a ddylid rhoi trosiad Cymraeg ohono, yn enwedig os oedd y trosiad hwnnw'n gymorth gwerthfawr i ddeall ystyr y term Saesneg gwreiddiol. Penderfynwyd, weithiau, mai hwylus iawn fyddai cynnwys y ddau. Felly, er enghraifft, wrth drosi'r term <u>haematuria</u> rhoddir <u>troethwaed</u> a <u>haematwria</u>, a gwelir nifer o enghreifftiau o hyn yn y rhestr sy'n dilyn. Ac ar ôl derbyn rhai ffurfiau cydwladol, bu raid ystyried yn ddwys egwyddor sylfaenol arall, sef, sut y dylid eu trosi i'r Gymraeg. A ddylid seilio sillafiad y ffurfiau Cymraeg ar ynganiad y termau Saesneg gwreiddiol neu, ynteu, a ddylid argymell trosiadau sydd, cyn belled ag y mae a wnelom â'u <u>ffurf</u>, yn adlewyrchu 'diwyg' y termau cydwladol? Yr egwyddor gyntaf a fabwysiadwyd yn gyffredinol, oblegid dyna'r duedd sydd wedi bod ar waith yn y Gymraeg ers hir amser (cf. <u>proses</u>, <u>seicograff</u>, <u>silindr</u>, etc.). Felly, er enghraifft, trosir <u>cholecalciferol</u> yn <u>colecalsifferol</u>. Ond penderfynwyd mai annoeth fyddai glynu wrth yr egwyddor hon yn haearnaidd ddiwyro, oblegid pwysig iawn, weithiau, ydoedd peri i'r trosiad adlewyrchu <u>ffurff</u> y term technegol gwreiddiol. Bydd y rhesymau am y penderfyniad hwnnw yn hollol amlwg, gobeithio, i bawb a fydd yn astudio ac yn defnyddio'r llyfryn hwn.

Ar ôl i'r Is-bwyllgor Termau Meddygol orffen ei waith, gwahoddwyd y Gymdeithas Feddygol i anfon dau gynrychiolydd i gyfarfod â'r aelodau, er mwyn iddynt gael cyfle i fynegi barn ar y rhestr ddiwygiedig. Elwodd yr Is-bwyllgor yn fawr iawn ar wybodaeth arbenigol y ddau gynrychiolydd hynny, sef, Dr. Tom Davies a Dr. Ieuan Parri, ac y mae'r aelodau yn ddyledus iawn iddynt am eu cymorth a'u cyngor. Cyflwynwyd y rhestr wedyn i'r Pwyllgor Iaith a Llên, gan wahodd sylwadau ar yr holl drosiadau, a chyhoeddir y llyfryn hwn yn awr gyda chymeradwyaeth lwyr y Pwyllgor hwnnw.

Hoffwn ddatgan fy niolch mwyaf diffuant i bob aelod a weithiodd mor hir ac mor ddiwyd ar yr Is-bwyllgor arbennig a fu'n ystyried y termau meddygol hyn. Diau fod ar bob un ohonom ddyled drom o ddiolch i Mr. Gareth Wyn Evans, Cofrestrydd Cynorthwyol yng Nghofrestrfa'r Brifysgol, am drefnu'r holl gyfarfodydd mewn dull mor nodweddiadol ofalus ac am ei groeso cynnes a dibrin ar bob achlysur. Gobaith mawr pob un ohonom a fu wrthi'n ysbeidiol am ryw bum mlynedd a hanner yn paratoi'r llyfryn hwn, pan oedd llu o orchwylion pwysig eraill yn pwyso'n drwm arnom, yw y bydd ei gynnwys yn gymorth gwerthfawr i bawb sy'n gweithio yn y maes meddygol ac sy'n awyddus i ddefnyddio'r Gymraeg yn gyson wrth gyflawni eu hamrywiol ddyletswyddau proffesiynol.

1 Gorffennaf 1986   Ceri W. Lewis
                                                     Cadeirydd.

Aelodau o'r Is-bwyllgor Termau Meddygol

Yr Athro Ceri W. Lewis (Cadeirydd)
Dr. R. Elwyn Hughes (Ysgrifennydd Mygedol)
Dr. Emyr Wyn Jones
Dr. Harri Pritchard Jones
Dr. Brynley F. Roberts

Cynrychiolwyr y Gymdeithas Feddygol
Dr. Tom Davies
Dr. Ieuan Parri

BYRFODDAU

ans	ansoddair
be	berfenw
be anghyfl	berfenw o ferf anghyflawn
be gyfl	berfenw o ferf gyflawn
eb	enw benywaidd
eg	enw gwrywaidd
ell	enw lluosog
gw	gweler

Manteisiwyd ar y galw am drydydd argraffiad i wneud ychydig o fân-newidiadau ac i symud rhai anghysondebau. Tynnir sylw defnyddwyr at y cyhoeddiad *Termau Amaeth a Milfeyddygaeth* (Gwasg Prifysgol Cymru, 1993) fydd yn cynnwys nifer o dermau meddygol a lled-feddygol nas ceir yn *Termau Meddygol*.

TERMAU MEDDYGOL

Saesneg	Cymraeg
abdomen	abdomen, -au (eb) bol, -iau (eg) rhumen (eb)
abdominal	abdomenol (ans) rhumenol (ans)
a. cavity	ceudod (-au) abdomenol (eg)
abdominocentesis	abdominocentesis (eg)
abducent (nerve)	gw. nerve, abdwsent (eb)
ablatio placentae	brych-waedlif (eg) ablatio placentae
abnormality	annormaledd , -au (eg) annormalaeth, -au (eb)
abortifacient	cyffur (-iau) erthylu (eg)
abortion	(i) erthylu/erthyliad (eg) (y broses) (ii) erthyl, -od (eg) (cynnyrch y broses)
a., complete	erthyliad cyflawn (eg)
a., criminal	erthyliad troseddol (eg)
a., habitual	erthylu cyson
a., incomplete	erthyliad anghyflawn (eg)
a., inevitable	erthyliad anochel (eg)
a., missed	erthyliad meth (eg)
a., recurrent	erthylu cylchol
a., septic	erthyliad septig (eg)
a., therapeutic	erthyliad triniaethol/therapiwtig (eg)
a., threatened	erthyliad bygythus (eg)
a., tubal	erthyliad pibennol (eg)
abrasion	crafiad, -au (eg) ysgythriad, -au (eg)
abreaction	gwrthadwaith, gwrthadweithiau (eg)
abruptio placentae	brych-waedlif (eg) torfrych (eg) abruptio placentae
abscess	crawniad, -au (eg)
absolute alcohol	alcohol pur (eg)
absorb	amsugno (be)
absorption	amsugniad (eg)
abstain	ymwrthod â, ymatal rhag (be)
abstinence	ymwrthodiad, ymataliad (eg)

accelerator (nerve, muscle)	cyflymydd (eg)
accessory a. nerve	atodol (ans) nerf atodol (eb/g)
accommodation	ymaddasiad (eg) ymgymhwysiad (eg)
acetabular	creuol (ans) acetabwlaidd (ans)
acetabulum	crau (eg) acetabwlwm (eg)
achalasia	achalasia (eg)
ache	poen (eb) gwayw (eg) dolur (eg) loes (eb)
ache, to	poeni (be) gwynio (be) brifo (be)
Achilles tendon	tendon Achil (eg)
achlorhydria	ansuredd (eg) anasidedd (eg)
achondroplasia	achondroplasia (eg)
acidity	suredd (eg) asidedd (eg)

acidosis
  a., metabolic
  a., renal
  a., respiratory
	asidosis (eg)
	asidosis metabolaidd (eg)
	asidosis arennol (eg)
	asidosis resbiradol (eg)

acne	plorod (ell) tosau (ell)
acoustic	clybodig (ans)
acquired a. characteristics	caffael (ans) nodweddion caffael (ell)
acrocyanosis	glasfysedd (eg) acrocyanosis (eg)
acromegaly	acromegali (eg)
ACTH	ACTH, adrenocorticotroffin (eg)
actinomycosis	actinomycosis (eg)

active immunity	imwnedd actif (eg)
acupuncture	acwbigiad, -au (eg) nodwyddiad, -au (eg)
acupuncture, to	acwbigo (be) nodwyddo (be)
acute	llym (ans) tost (ans) gwyllt (ans) cyfnod-byr (ans)
adamantinoma	adamantinoma (eg)
addict	caethydd, -ion (eg) caeth i ...
addicted	caethyddol (ans)
addiction	caethineb (eg)
adenitis	adenitis (eg)
adenoacanthoma	adenoacanthoma (eg)
adenocarcinoma	adenocarsinoma (eg)
adenofibroma	adenoffibroma, adenoffibromâu (eb)
adenoid	adenoid, -au (eg)
adenolymphoma	adenolymffoma (eg)
adenoma	adenoma, adenomâu (eg)
adenomatosis	adenomatosis (eg)
adenomyoma	adenomyoma (eg)
adhesion	adlyniad, -au (eg)
adipose a. tissue	brasterog (ans) blonegog (ans) meinwe brasterog (eg) meinwe bloneg (eg)
adiposity	blonegrwydd (eg)
adolescence	llencyndod (eg) arddegau
adolescent	llanc, -iau (eg)/llances, - i (eb) arddegol (ans)
administration	gweinyddiad (eg)

administrative	gweinyddol (ans)
administrator	gweinyddwr, gweinyddwyr (eg)
adrenal (gland)	(y chwarren) adrenal (eb)
adrenaline	adrenalin (eg)
adrenogenital syndrome	syndrôm genido-adrenal (eg)
aerophagy	llyncwynt (eg)
afibrinogenaemia	affibrinogenemia (eg)
affect	affaith, affeithiau (eg); hwyl (eb)
afferent	afferol, (ans) mewngludol (ans)
after-birth	brych (eg)
aftercare	ad-ofal (eg)
agammaglobulinaemia	agamaglobwlinemia (eg)
agenesis	agenesis (eg)
agglutinate	cyfludo (be) agludo (be)
agglutinated	cyfludedig (ans) agludedig (ans)
agglutination	cyfludiad (eg) agludiad (eg)
agglutinin	cyfludydd, -ion (eg) agludydd, -ion (eg)
aggression	ymladdgaredd (eg) ymosodiaeth (eb)
aggressive	ymladdgar (ans)
agorophobia	agoroffobia (eg)
agranulocytosis	agranwlocytosis (eg)
air lock	aerglo (eg)
air passages	llwybrau anadlu (ell)
air, residual	aer gweddilliol (eg)

air, tidal	aer cyfnewid (eg)
albinism	albinedd (eg)
alcoholic	brwysgyn (eg) brwysg (ans)
alcoholism	brwysgedd (eg) alcoholiaeth (eb)
aldosterone	aldosteron (eg)
aldosteronism	aldosteronedd (eg)
alimentary a. canal/tract	maethol (ans) pibell faeth (eb) pibell ymborth (eb) llwybr treulio (eg)
alkali	alcali, alcalïau (eg)
alkaline	alcalïaidd (ans)
alkalinity	alcalinedd (eg)

alkalosis
  a., metabolic
  a., respiratory
	alcalosis (eg)
	alcalosis metabolaidd (eg)
	alcalosis resbiradol/anadlol (eg)

alkaptonuria	alcaptonwria (eg)
allergic	alergaidd (ans)
allergy	alergedd (eg)

alopecia
 	
  a. areata
 	
  a. totalis
	alopecia (eb)
	moelni (eg)
	clwy'r llwynog (eg)
	alopecia areata
	alopecia totalis

alveolar i. gums ii. lungs	i. gorfannol (ans) ii. alfeolaidd (ans)
alveolus	i. gorfant, gorfannau (eg) ii. alfeolws, alfeoli (eg)
amaurosis	dallineb (eg)
amblyobia	pylni'r golwg (eg)
ambulance	ambiwlans (eg)
amino acid	asid amino (eg)
amnesia	amnesia (eg)

amnion	brych-bilen (eb) amnion (eg)
amniotic	brych-bilennol (ans) amniotig (ans)
amniocentesis	pigiad brych-bilen (eg) amniocentesis (eg)
amount, recommended daily	lwfans beunyddiol argymelledig (eg)
ampulla	costrel, -i (eb)
amputate	amdrychu (be)
amputation	amdrychiad, -au (eg)
amyloid	amyloidaidd (ans)
amyloidosis	amyloidosis (eg)

amylase
  a., salivary
  a., pancreatic
	amylas (eg)
	amylas salifaidd (eg)
	amylas pancreatig (eg)

amyoplasia	amyoplasia (eg)

anaemia
 	
  a., Addisonian
  a., aplastic
  a., chronic
  a., congenital
  a., drug
  a., haemolytic
  a., haemorrhagic
  a., hyperchromic
  a., hypochromic
  a., iron-deficieny
  a., macrocytic
  a., megaloblastic
  a., pernicious
  a., sickle cell
	anemia (eg)
	diffyg gwaed (eg)
	anemia Addison (eg)
	  a. aplastig
	  a. hirfaith
	  a. cynhwynol
	  a. cyffurol
	  a. gwaed-ddistrywiol
	  a. gwaed-lifol
	  a. gorliw
	  a. isliw
	  a. diffyg haearn
	  a. mawrgellog
	  a. cawrgellog
	  a. dinistriol
	  a. cryman-gell

anaemic	anemig (ans)
anaesthesia	1. anesthesia (eb/g) 2. anestheteg (eb)
anaesthetic a. agent	anesthetig, -ion (eg) anesthetydd, -ion (eg)
anaesthetize	anesthetigo (be)
anal a. canal	anol (ans) pibell yr anws (eb)

analgesia	poenliniaredd (eb)
analgesic	poenliniarydd, -ion (eg) poenliniarol (ans)
anaphylactic	anaffylactig (ans)
anaphylaxis	anaffylacsis (eg)
anaplastic	di-ffurf (ans)
anastomosis	anastomosis (eg) ymuniad (eg)
anatomical	anatomegol (ans)
anatomy	anatomeg (eb)
ancillary staff	staff gynorthwyol (eb)
aneurine (thiamin, vitamin B,)	thiamin (eg)
aneurysm	ymlediad (rhydweli) (eg) aniwrysm (eg)
a., aortic	ymlediad/aniwrysm aortig (eg)
a., arteriosclerotic	y./a. arteriosglerotig (eg)
a., arteriovenous	y./a. arteriowythiennol (eg)
a., cardiac	a. y galon (eg)
a., cerebral	y./a. yr ymennydd (eg) y./a. cerebrol (eg)
a., dissecting	y./a. dyrannol (eg)
a., saccular	y./a. sachennol (eg)
aneurysmal	ymledol/aniwrysmol (ans)
angiitis	angiitis (eg)
angina, abdominal	cur ymysgarol (eg)
angina pectoris	cur y galon (eg) <u>angina pectoris</u>
angiography	angiograffaeth (eb)
angioma	angioma (eg) gwythi man
angioneurotic	angionewrotig (ans)
angiosarcoma	angiosarcoma (eg)
angiospasm	angiosbasm (eg)
ankle	ffêr, fferau (eb) swrn, syrnau (eg)
ankylosing	asiol (ans)

ankylosis	gorymasiad (eg)
anorchidism	digeilledd (eb)
anorectic	anorectig (ans)
anorexia	anorecsia (eg)
anorexia nervosa	<u>anorexia nervosa</u>
anosmia	anosmia (eg)
anovular	anofwlar (ans)
anoxia	anocsia (eg)
anoxic	anocsig (ans)
antacid	gwrthasid, gwrthsuryn (eg)
antagonistic (e.g. muscles)	gwrthweithiol (ans)
antenatal	cynesgor (ans)
anterior	blaen, anterior (ans)
antero-	blaen-
anthrax	anthracs (eg)
anti-	gwrth-
antiarrhythmia	gwrthafreolaeth (eb)
antibiotic	gwrthfiotig, -au (eg)
antibody	gwrthgorffyn, -nau (eg)
anticoagulant	gwrthgeulydd, -ion (eg)
anticonvulsant	gwrthgonfylsiynydd (eg)
antidepressant	gwrthiselydd, -ion (eg)
antidiabetic	gwrthddiabetig, -au (eg)
antidiarrhoeal	gwrthryddnol (ans)
antiemetic	gwrthgyfogydd, -ion (eg)
antifungal	gwrthffyngol (ans)
antigen	antigen, -au (eg)
anthelmint(h)ic	gwrthlyngyrydd (eg) gwrthlyngyrol (ans)

antihypertensive	gwrthorbwysol (ans)
antihypotensive	gwrthisbwysol (ans)
anti-inflammatory	gwrthlidiol (ans)
antipyretic	gwrthdwymynol (ans)
antispasmodic	antisbasmodig (ans)
antitoxic	gwrthwenwynol (ans)
antituberculous	gwrthdwbercwlar (ans)
antivivisection	gwrthfywddyranedd (eg)
anuria	anwria (eg), didroeth (eg)
anus	anws (eg)
anxiety	pryder, (eg), gofid (eg)
anxiety state	gorbryder (eg)
aorta	aorta (eg)
aortic	...(yr) aorta/aortig (ans)
apareunia	aparewnia (eg)
aperient	carthydd, -ion (eg) carthyddol (ans)
aphasia	affasia (eg)
aphonia	affonia (eg)
aphthous ulcer	briw (-iau) y gilfoch (eg)
aplasia	annhyfiant (eg)
apophysis	apoffysis (eg)
apoplexy	trawiad parlysol (eg) strôc barlysol (eb)
apparatus	offer (ell) cyfarpar (eg)
appendicectomy	codi'r atodiad codi'r coluddyn crog/apendics
appendicitis	llid yr atodiad (eg) llid y coluddyn crog/apendics (eg)

appendix	atodiad (eg)
	coluddyn crog (eg)
	apendics (eg)
appetite	archwaeth (eg)
a. depressant	gostyngydd archwaeth (eg)
	diarchwaethyn (eg)
a. stimulant	archwaethyn (eg)
appliance	offer (ell), teclyn (eg)
	darn offer (eg)
appointment	(i) apwyntiad (eg)
	(ii) penodiad (eg)
arachnoid	arachnoid, copwebilennol (ans)
arch	bwa, bwâu (eg)
arm	braich, breichiau (eb)
areolar tissue	meinwe areolaidd (eg)
arrest	atalfa (eb)
arrhythmia	afreoleidd-dra (eg)
artefact	ffugbeth (eg)
arteriogram	arteriogram (eg)
arteriography	arteriograffaeth (eb)
arteriole	rhydwelyn -nau (eb)
arteriosclerosis	arteriosglerosis (eg)
arterio-venous	rhydwythennol (ans)
arteritis	arteritis (eg)
artery	rhydweli, rhydwelîau (eb)
	arteri, arterîau (eb)
arthralgia	cymalgur (ans)
arthritis	arthritis (eg)
	llid y cymal (au) (eg)

(see also osteoarthritis, rheumatoid)

arthrodese	cymalglymu (be)
arthrodesis	cymalglwm (eg)
arthrography	arthrograffaeth (eb)
arthroplasty	cymalffurfiad (eg)

arthroscopy	cymalsyllu (be)
artificial insemination	ymhadu artiffisial
artificial respiration	cymorth-anadlu (eg)
ascites	asgites (eg) dropsi'r bol (eg)
asepsis	asepsis (eg)
aspermia	diffyg had (eg)
asphyxia	myctod (eg)
asphyxiate	mygu (be)
asthenia	nychtod (eg) llesgedd (eg)
asthma	asthma (eg) mygfa/mogfa (eb) y fogfa (eb)
astigmatism	astigmatedd (eg)
asystole	ataliad y galon (eg) saib y galon (eb)
ataxia	atacsia (eg) simsanrwydd (eg)
atelectasis	atelectasis (eg)
atheroma	atheroma (eg)
atherosclerosis	atherosglerosis (eg)
athetosis	athetosis (eg)
athlete's foot	troed y campwr
atonia	atonedd (eg)
atresia	atresia (eg)
atrial	atrïaidd (ans) cynteddol (ans)
atrium	atriwm (eg) cyntedd y galon (eg)
atrophy	crebachiad (eg) gwywiad (eg) crebachu (be) gwywio (be)

auditory a. nerve	clybodol (ans) nerf y clyw (eb)
aural	clustol (ans)
auricle	awricl -au (eg) cyntedd y galon (eg)
auricular	clustennol (ans)
auriscope	clustsyllydd (eg)
auscultate	clustfeinio (be)
auscultation	clustfeiniad (eg)
autism	awtiaeth (eb)
autistic	awtistig (ans)
autopsy	awtopsi (eg)
autonomic nervous system	cyfundrefn nerfol awtonomig (eb)
avidity	awch (eg)
axilla	cesail, ceseiliau (eb)
axillary	ceseilaidd (ans)
axonotmesis	acsonotmesis (eg)
azygos	asygos (eg)
Bacillary	bacilaidd (ans)
bacillus	bacilws (eg)
backbone	asgwrn y cefn (eg) colofn y cefn (eb)
bacter(a)emia	bacteremia (eg)
bacterial	bacterol (ans)
bacteriocidal	bacterioleiddiol (ans)
bacteriology	bacterioleg (eb)
bacteriophage	bacterioffag, -au (eg)
bacteriostatic	bacteriostatig (ans)

bacterium	bacteriwm (eg)
bacteria	bacteria (ell)
balanced diet	ymborth/lluniaeth cytbwys (eg)
balanitis	balanitis (eg)
bandage	bandais, bandeisiau (eg) rhwymyn -au (eg)
barren	amhlantadwy (ans)
barrenness	amhlantadrwydd (eg)
basal cell	cell waelodol (eb)

Basal Metabolic
  Rate (BMR)
	Cyfradd Metabolaeth
	  Waelodol (CMW)

basophilia	basoffiledd (eg)
battered baby	baban wedi ei ergydio (eg)
beat	curiad -au (eg)
bedpan	padell wely (eb)
bed-sore	briw gorwedd (eg)
behaviour therapy	triniaeth gyflyru (eb)
benign	anfalaen (ans)
beta-blocker	beta-atalydd (eg)
biceps	cyhyryn deuben (eg)
bifurcation	deufforchiad (eg)
bifurcate	deufforchio (be)
bile	bustl (eg)
bile acids	asidau'r bustl, asidau bustlog (ell)
bile duct	dwythell y bustl (eb)
bile pigments	pigmentau'r bustl (ell)
bile salt(s)	halwyn(au) y bustl (eg)
biliary	bustlog (ans)
bilirubin	bilirwbin (eg)
biliverdin	biliferdin (eg)

biochemistry	biocemeg (eb)
biopsy	sampl meinwe (eg)
	biopsi (eg)
bipolar psychosis	gw. 'manic depressive state'
birth	genedigaeth, -au (eb)
	geni (eg)
birth control	rheoli cenhedlu
	rheolaeth cenhedlu (eb)
birth mark	man geni (eg)
birth rate	cyfradd genedigaethau (eb)
bisexual	deuryw(iol) (ans)
bite	brathiad - au (eg)
black-eye	llygad ddu (eb)
blackhead	penddu, pennau duon (eg)
blackwater fever	twymyn troeth du (eb)
bladder	pledren (eb)
blast injury	niwed ffrwydrad (eg)
bleeding	gwaedu, gwaediad (eg)
blepharitis	bleffaritis (eg)
	llid yr amrant (eg)
blind	dall (ans)
blind spot	dallbwynt (eg)
blindness	dallineb (eg)
colour b.	lliwddallineb (eg)
night b.	dallineb nos (eg)
blister	swigen/chwysigen, chwysigod (eb)
	pothell, -i (eb)
blood	gwaed (eg)
blood cell/corpuscle	corffilyn gwaed, corffilod gwaed (eg)
blood corpuscles, red	corffilod coch y gwaed (ell)
blood poisoning	gwenwyniad gwaed (eg)
blood pressure	pwysedd gwaed (eg)
blood stream	llif y gwaed (eg)

blood vessel	pibell waed, pibellau gwaed (eb)
blood-brain barrier	gwahanfur gwaed-ymennydd (eg)
boil	pendduyn, -nod (eg) cornwyd - ydd (eg)
boil, gathering of a	crawnu (be)
bolus	bolws, bolysau (eg)
bone	asgwrn, esgyrn (eg)
botulism	botwlaeth (eb)
bowel	coluddyn, coluddion (eg) (coluddyn bach = small intestine)
bow leg	coes gam (eb)
bow legged	coesgam (ans)
Bowman's capsule	cwpan Bowman (eg)
brachial	breichiol (ans)
bradycardia	arafedd y galon (eg) bradycardia (eg)
brain (cerebral)	ymennydd, ymenyddion (eg) ymenyddol, cerebrol (ans)
breast	bron -nau (eb)

breech
  b. delivery
  b. presentation
	ffolen -nau (eb)
	esgoriad ffolennol (eg)
	cyflwyniad ffolennol (eg)

broad ligament	g(i)ewyn llydan (eg)
bronchial	bronciol (eg)
bronchiolar	bronciolig (ans)
bronchiole	bronciolyn -nau (eg)
bronciolitis	bronciolitis (eg)
bronchitis	broncitis (eg)
bronchodilator	broncoledydd -ion (eg)
bronchogenic	broncodarddol (ans)
bronchogram	broncogram (eg)
bronchopneumonia	bronconiwmonia (eg)

bronchoscope	broncosgôp (eg)
bronchospasm	caethdra (yr anadl) (eg)
bronchus	broncws, bronci (eg)
brucellosis	twymyn donnog (eb) brwselosis (eg)
bruise	clais, cleisiau (eg)
bruise, to	cleisio (be)
bruit	murmur y galon (eg)
bubonic	haint y nodau (eb)
buccal b. cavity	bochaidd (ans), y bochau ceudod bochaidd (eg)
bundle	sypyn -nau (eg)
burn burn, to	llosg, -iadau (eg) llosgi (be)
bursa	bwrsa (eg)
bursitis	bwrsitis (eg)
by-pass b. surgery	dargyfeiriad (eg) dargyfeiriol (ans) llawfeddygaeth ddargyfeiriol (eb)
byssinosis	bysinosis (eg)
Cachectic	cacecsiaidd (ans)
cachexia	cacecsia (eg) musgrellni (eg) eiddilwch (eg)
cadaver	celain, celanedd (eb)
caecum	coluddyn dall (eg) caecwm (eg)
Caesarian birth	geni Cesaraidd
Caesarian section	toriad Cesaraidd (eg)
calcaneum	asgwrn y sawdl (eg) calcanëwm (eg)

calcaneal	calcaneal (ans)
calcification	calcheiddiad (eg)
calcify	calchu (be)
calcitonin	calsitonin (eg)
calcium (Ca)	calsiwm (Ca) (eg)
calculus	caregen, caregos (eb)
calculosis	caregedd (eg)
callosity	caleden (eb)
callus	caleden (croen) (eb)
calorie	calori, calorïau (eg)
calorific value	gwerth caloriffig (eg)
calyx (kidney)	cwpan (eg)
canal, Haversian	camlas Havers (eb), camlesi Havers (ll)
cancer	canser -au (eg)
candidiasis	candidedd (eg)
capillary	capilari, capilarïau (eg)
	capilarïaidd (ans)
c.network	gwe capilarïau (eb)
capsule, Bowman's	cwpan Bowman (eg)
capsule, joint	cymalwain (eb)
carbohydrate	carbohydrad -au (eg)
carbon dioxide	carbon deuocsid (eg)
carbon monoxide	carbon monocsid (eg)
carboxyhaemoglobin	carbocsihaemoglobin (eg)
carbuncle	carbwncl, carbynclau (eg)
carcinogen	carsinogen -au (eg)
carcinogenic	carsinogenaidd (ans)
carcinoid	carsinaidd (ans)
carcinoma	carsinoma (eg)
carcinomatosis	carsinomatosis (eg)
	canseredd (eg)

cardia (stomach)	porth y stumog (eg)
cardiac	cardiaidd (ans)
c. aneurysm	aniwrysm y galon (eg)
c. arrest	ataliad y galon (eg)
c. failure	methiant y galon (eg)
c. infarction	cnawdnychiant y galon (eg)
c. output	allbwn y galon (eg)
c. tamponade	calon-gyfyngiad (eg)
cardiomegaly	cardiomegali (eg)
cardiomyopathy	cardiomyopathi (eg)
cardiorespiratory	cardioresbiradol (ans)
cardiovascular	cardiofascwlaidd (ans)
carditis	carditis (eg)
	llid y galon (eg)
caries	pydredd dannedd/esgyrn (eg)
carious	pwdr (ans)
carotid	carotid (ans)
c. artery	y rhydweli carotid (eg)
carpal	carpal -au (eg)
	carpalaidd (ans)
carpus	carpws (eg)
cartilage	cartilag (eg)
cartilaginous	cartilagaidd (ans)
casein	casein (eg)
castrate	(y)sbaddu, cyweirio (be)
castration complex	cymhlethdod ysbaddol (eg)
catabolism	catabolaeth (eb)
cataract	pilen ar y llygad (eb)
	cataract (eg)
cataractogenic	cataractogenaidd (ans)
catarrh	diferwst (eg)
	catár (eg)
catarrhal	diferog (ans)
	catarol (ans)
catatonia	catatonia (eg)

cathartic	carthydd (eg) carthbeiryn (eg)
catheter	cathetr, -au (eg)
causalgia	llosgwayw (eg) llosgboen (eg)
cauterize	serio (be)
cavernoma	ceudyfiant (eg)
cavernous	ceudodol (ans)
cavity	ceudod (eg) twll (eg)

cell
  c. division
  c. wall
  Mast c.
  nerve c. (=neurone)
	cell, -oedd (eb)
	cellraniad, -au (eg)
	cellfur, -iau (eg)
	cell Fast (eb)
	nerfgell, -oedd (eb)

cellular	cellog (ans)
cellulitis	llid yr isgroen (eg)
cephalic	ceffalig (ans)
cerebellar	cerebelaidd (ans)
cerebellum	yr ymennydd bach (eg) cerebelwm (eg)

cerebral
  c. cortex
  c. hemisphere
  c. palsy
	cerebrol (ans)
	cortecs cerebrol (eg)
	hemisffer cerebrol (eg)
	parlys cerebrol (eg)

cerebrospinal fluid	hylif cerebrosbinol (eg)
cerebrovascular	cerebrofascwlaidd (ans)
cerebrum	cerebrwm (eg) yr ymennydd uchaf (eg)

cervical	(i) cerfigol (ans), (yn perthyn i'r
	               gwddf)
	(ii) ceg y groth, gwddf y groth)
	    (yn perthyn i'r groth)
	    gw. hefyd 'cervix'

cervical canals
  c. rib
  c. spondylosis
	camlesi cerfigol (ell)
	asen gerfigol (eb)
	sbondylosis gerfigol (eb)

cervicitis	llid ar geg y groth (eg) cerficitis (eg)

cervix (uterus)	ceg y groth (eb) gwddf y groth (eg)
cervix, cancer of	canser ceg y groth (eg)
chafing	rhathiad, -au (eg)
chancre	siancr gwenerol (eg) briw gwenerol (eg)
chancroid	siancrol (ans)
cheek	boch -au (eb)
chemotherapy	cemotherapi (eg)
chest	brest (eb)
chicken pox	brech yr ieir (eb)
chilblain(s)	(malaith) maleithiau (ell) llosg eira (eg)
chiropody	gwyddor trin traed (eb)
chlorinate	clorineiddio (be)
chlorination	clorineiddiad (eg), clorineiddio
choke	(i) tagu (be gyfl) (ii) llindagu (be anghyfl)
cholangiogram	colangiogram (eg)
cholecalciferol	colecalsifferol (eg)
cholecystitis	llid y bustl (eg)
cholecystokinin	colesystocinin (eg)
cholelithiasis	cerrig y bustl (eg)
cholera	y geri marwol (eg) colera (eg)
cholesteatoma	colesteatoma (eg)
cholesterol	colesterol (eg)
chondroma	condroma (eg)
chondromalacia	condromalacia (eg)
chondromatosis	condromatosis (eg)
chondrosarcoma	condrosarcoma (eg)

chorea	corea (eg)
	dawns Sant Fitws/Sydenham (eb)
c. Huntington's	corea Huntington (eg)
chorion	ambilen, -ni (eb)
chromatograpy	cromatograffaeth (eb)
chromosome	cromosom, -au (eg)
chronic	hirfaith (ans)
	cronig (ans)
chyle	caul (eg)
chylocele	coden gaul (eb)
chylomicron	ceulomicron -au (eg)
chylothorax	afell-laethog (eb)
chylous	ceulaidd (ans)
chymotrypsin	cymotrypsin (eg)
ciliary	ciliaraidd (ans)
cineradiography	cineradiograffaeth (eb)
circulation	cylchrediad (eg)
circulatory	cylchredol (ans)
c. system	cyfundrefn/system cylchrediad y
	gwaed
circumcise	enwaedu (be)
circumcision	enwaediad -au (eg)
cirrhosis	sirosis (eg)
	ymgreithiad yr afu/iau (eg)
clamp	craff -au (eg)
	feis, -ys, -iau (eb)
claudication	cloffni (eg)
intermittent c.	cloffni ysbeidiol (eg)
clavicle	pont yr ysgwydd (eb), clafigl (eg)
cleft palate	taflod hollt/dor (eb)
climacteric	cyfnod newid byd (eg)
	cyfnod climacterig (eg)
clitoris	clitoris (eg)

clot	ceulad, -au (eg) tolchen, -ni (eb) ceulo (be)
clubfeet	traed clapiau (ell)
coccyodynia	cynffonboen (eb)
coccyx	asgwrn cynffon (eg)
cochlea	troellen y glust (eb)
coeliac	coeliag (ans) seliac (ans)
cohort	mintai, minteioedd (eb)
coil	torch -au (eg)
coitus	cypladu/cypladiad (eg)
cold	oerfel/oerni (eg) oer (ans)
cold, common	annwyd, anwydau (eg)
cold ridden	anwydog (ans)
cold sore	crach(en)annwyd (eb) cusan bwch (eb/g)
colectomy	codi'r coluddyn mawr colectomi (eg)
colic	cnofa, cnofeydd (eb) colig (eg) bolgur (eg)
colitis	colitis (eg) llid y coluddyn mawr (eg)
collagen c. disorder	colagen (eg) afiechyd y colagen (eg)
collapse	ymgwympiad, -au (eg)
colloid	coloid, -au (eg)
colloidal	coloidaidd (ans)
colon	coluddyn mawr (eg) colon (eg)
colostomy	colostomi (eg)
colour blind	lliwddall (ans)
colour blindness	lliwddallineb (eg)

coma	côma (eg)
comatose	mewn coma
comedo	penddu, pennau duon (eg)
complex (chem.)	cymhligyn, cymhligion (eg)
complex (psych.)	cymhlethdod, -au (eg)
complication	cymhlethdod, -au (eg)
compound palmar ganglion	ganglion cyfansawdd y cledr (eg)
compression	cywasgiad -au (eg)
compulsion	gorfod (eg) gorfodaeth (eb)
compulsive state	cyflwr gorfodol (eg)
conception	ffrwythloniad (eg) cenhedliad (eg)
concussion	ergydwst (eg)
condom	condom -au (eg)
conduct behaviour	ymarweddiad (eg), ymddygiad (eg)
condyle	condyl (eg)
confinement	gwelyfod (eg) (ar ei) gwely esgor
confusion	dryswch (meddwl) (eg)
confusional	dryslyd (ans)
congenital	cydenidigol (ans)
congestion	gorlenwad (eg) tagedd (eg)
congestive heart failure	diffyg gorlenwad/tageddol y galon (eg)
conjugate	cyfunol (ans) cyfunedig (ans)
conjunctiva	cyfbilen, -ni (eb)
conjunctival	cyfbilennol (ans)
conjunctivitis	llid y gyfbilen (eg)

connective	cysylltiol (ans)
c. tissue	meinwe gyswllt (eb)
co-ordination	cydgordiad (eg)
conscious	ymwybodol (ans)
consciousness	ymwybod, ymwybyddiaeth (eb)
consolidation	(i) cydgyfnerthiad (eg), ymsolediad (yr ysgyfaint) (eg) (ii) atgyfnerthiad (eg)
constipation	rhwymedd (eg)
constipated	rhwym (ans)
constitution	cyfansoddiad, -au (eg)
constrict	(i) darwasgu (be anghyfl) (ii) ymgulhau (be gyfl)
constriction	darwasgedd (eg)
constrictive	darwasgol (ans)
construction	adeiladwaith (eg)
constructive	adeiladol (ans)
consultant	ymgynghorydd (eg) ymgynghorol (ans)
consultation	ymgynghoriad (eg)
consulting room	ystafell ymgynghori (eb)
contact	cyffyrddiad, -au (eg) cyffwrdd (be)
c. lens	lens gyffwrdd (eb)
contagious	cyffwrdd-ymledol (ans)
contaminate	difwyno (be) llygru (be)
contamination	difwyniad (eg)
contraception	atal cenhedlu
contraceptive	atalydd cenhedlu (eg) gwrth-genhedlol (ans)
contract	(i) crebachu (be) (ii) cyfangu (cyhyrau) (be)

contraction	(i) crebachiad (eg) (ii) cyfangiad (eg)
contra-indication, absolute	rhybudd (eg) gocheliad (eg)
contrast radiography	radiograffaeth gyferbyniol (eb)
contuse	cleisio (be)
contusion	clais, cleisiau (eg)
convalescence	arwellhad (eg)
convalescent	arwellhaol (ans)
convergence	cydgyfeiriad (eg)
convergent	cydgyfeiriol (ans)
convulsion	confylsiwn, confylsiynau (eg)
copulate	cypladu (be)
copulation	cypladiad (eg)

cord
  umbilical c.
  vocal c.
	llinyn -nau (eg)
	llinyn y bogail (eg)
	tant y llais (eg)

cornea	cornbilen -ni (eb)
corneal	cornbilennol (ans) cornbilennaidd (ans)
cornual c. pregnancy	cornol (ans) beichiogrwydd cornol (eg)
coronary c. artery	coronaidd (ans) rhydweli goronaidd (eb)
cor pulmonale	cor pulmonale
corpus cavernosus	corpus cavernosus
corpuscle (blood)	coffilyn (ll. corffilod) y gwaed (eg)
corpuscle (= a body)	corffyn (eg)
cortex	cortecs (eg)
cortical	corticaidd (ans)
corticosteroid	corticosteroid -au (eg)
coryza	annwyd (eg)
costal	asennol (ans)

cot death	marw 'nghrud
cotton wool	gwlân cotwm (eg)
cough	peswch (eg) pesychu (be)
c. suppressant	gostyngydd peswch (eg)
coupled beats	curiadau cypledig (ell)
coverslip	arwydryn, arwydrau (eg)
cowpox	brech y fuwch (eb) y gowpog (eb)
coxa plana	<u>coxa plana</u>
coxa valga	<u>coxa valga</u>, clun allgam (eb)
coxa vara	<u>coxa vara</u>, clun fewngam (eb)
crabs	llau cedor (ell)
cramp	cramp (eg) clymau gwythi (ell)
cranial	creuanol (ans)
cranium	creuan -au (eb) penglog -au (eb)
crawl(ing)	cropian (plentyn) (be) ymlusgo (claf) (be)
crepitation	rhugliad, -au (eg)
cretin	cretin (eg)
cretinism	cretinedd (eb)
crisis	(i) argyfwng (cyffredinol) (eg) (ii) creisis (pneumonia) (eg)
cross-infection	croes-heintiad -au (eg)
croup	crygwst (eg) crŵp (eg) crŵc (eg)
crutch	(i) bagl -au (eb) ffonfagl -au (eb) (ii) fforch (eb) (am y coesau)
crutch palsy	parlys bagl (eg)
cryptomenorrhoea	(y) mislif cudd (eg)
cryptorchidism	ceillguddedd (eg)

cubitus valgus	<u>cubitus valgus</u>, penelin mewndro (eg)
cubitus varus	<u>cubitus varus</u>, penelin alldro (eg)
cuff	rhwymyn (eg)
culture	(i) meithriniad (eg) (bacterioleg) (ii) diwylliant (eg) (seicoleg)
culture medium	cyfrwng meithrin (eg) meithrinydd (eg)
cut cut, to	cwt, cytau (eg) archoll -ion (eg) torri (be) trychu (amputate) (be)
cutaneous	croenol (ans)
cyanosis cyanosed	dulasedd (eg) cyanosis (eg) dulas (ans)
cycle menstrual c.	cylchred (eb) cylchred y mislif (eb)
cyst	coden, -nau (eb)
cystectomy	torri'r bledren cystectomi (eg)
cystic degeneration c. fibrosis	dirywiad codennog (eg) gw. 'fibrosis'
cystitis	llid y bledren (eg)
cystocele	cystocêl (eg)
cystostomy	cystostomi (eg)
cytology	cytoleg (eb) celloleg (eb)
cytoplasm	cytoplasm (eg) seitoplasm (eg)
cytotoxic	cytotocsig (ans) cellwenwynig (ans)
Dactylitis	dactylitis (eg)
dandruff	marwdon (eb) cen (eg)

deaf mute	mud a byddar
deaf mutism	mudandod byddar (eg)
deafness conductive d.	byddardod (eg) byddardod dargludol (eg)
death rate	cyfradd marwolaethau (eg)
debilitated	llesg (ans)
debility decalcification	llesgedd (eg) nychtod (eg) datgalchiad (eg)
decapitation	pendrychiad (eg)
decompress	datgywasgu (be)
decompression	datgywasgiad (eg)
decubital ulcer	briw gorwedd (eg)
deep X-ray therapy	radiotherapi dwfn (eg)
defaecate	ymgarthu (be)
defaecation	ymgarthiad (eg)
defibrinate	datffibrineiddio (be)
defibrination	datffibriniad (eg)
defibrinator	datffibrinydd (eg)
deficiency d. disease	diffyg, diffygiant (eg) clefyd diffygiant (eg)
deficiencies (nutr.)	diffygiannau (ell)
deficient	diffygiol (ans) diffygiannol (ans)
deformed	camffurfiedig (ans)
deformity	camffurfiad -au (eg)
degeneration	dirywiad (eg) dirywiant (= y cyflwr o ddirywio)
degenerative	dirywiol (ans)
deflation, lung	dadchwythiad yr ysgyfaint (eg)
deglutition	llyncu (be)
dehydrated	dadhydradedig (ans) dehydredig (ans)

dehydration	dadhydradiad (eg)
	dehydriad (eg)
delinquent	tramgwyddwr (eg)
delirium	deliriwm (eg)
delirium tremens	<u>delirium</u> <u>tremens</u>
deltoid ridge	crib ddeltoid (eb)
delusion	rhithdyb, -iau (eb)
dementia	gorddryswch (eg)
dendrite	dendrid, -au (eg)
dental	deintyddol (ans)
dentine	dentin (eg)
depigmentation	dadbigmentiad (eg)
depressed	isel, isel ei (h) ysbryd (ans)
depression	iselder ysbryd (eg)
	y felan (eb)
depression, puerperal	iselder ôl-esgor (eg)
depressor nerve	nerf ostyngol (eb)
dermatitis	dermatitis (eg)
	llid y croen (eg)
dermoid	dermoid (ans)
desensitisation	datsensiteiddiad (eg)
desensitise	datsensiteiddio (be)
desquamate	digennu (be)
desquamation	digeniad (eg)
detoxicate	dadwenwyno (be)
developed	datblygedig (ans)
developing (embryo)	(embryo) datblygol (eg)
development	datblygiad, -au (eg)
developmental	datblygiadol (ans)
dextrocardia	decstrocardia (eg)
dextrose	decstros (eg)

diabetes insipidus	<u>diabetes insipidus</u>
diabetes mellitus	<u>diabetes mellitus</u>, y clwyf/clefyd siwgr/melys (eg)
diabetic	diabetig (ans)
diagnosis	diagnosis, diagnosau (eg)
diagnostic	diagnostig (ans)
dialysis	dialysis (eg)
diaphragm	(i) llengig (eg) (ii) pilen -ni (eb) (membrane)
diaphragmatic d. hernia	llengigol (ans) torgest lengigol (eb)
diarrhoea	dolur rhydd (eg) rhyddni (eg)
diarrhoeal	rhydd (ans)
diastole	diastole (eg) cyfnod saib y galon (eg)
diathermy	diathermi (eg)
diet	ymborth (eg) lluniaeth (eg)
dietetics	dieteteg (eb)
digest	treulio (be)
digestion	treuliad (eg)
digestive d. enzyme(s)	treuliadol (ans) ensym(au) treulio (eg)
digit	bys, -edd (eg)
digital	digidol, byseddol (ans)
dilate	(i) lledu (be anghyfl) (ii) ymledu (be gyfl)
dilation	llediad (eg) ymlediad (eg)
dilator	lledydd (eg)
diphtheria	difftheria (eg)
diplegia	<u>diplegia</u>
diplopia	<u>diplopia</u>

disc	disgen -ni (eb)
intervertebral d.	disg rhyngfertebrol (eg)
optic d.	y ddisgen optig (eb)
discoid	disgennol (ans)
disease	afiechyd (eg)
	clefyd (eg)
disinfectant	diheintydd -ion (eg)
disinfected	diheintiedig (ans)
disinfection	diheintiad (eg)
disinfestation	diheigiant (eg)
disinfest	diheigiannu (be)
dislocate	datgymalu (be)
dislocation	datgymaliad (eg)
dispensary	fferyllfa (eb)
displace	dadleoli (be)
displacement	dadleoliad (eg)
dissect	dyrannu (be)
dissection	dyraniad, -au (eg)
disseminated	gwasgaredig (ans)
d. sclerosis	sglerosis ymledol (eg)
dissolve	(i) toddi (be anghyfl)
	(ii) ymdoddi (be gyfl)
distal	distal (ans), pen pellaf
distension	chwyddiant (eg)
distended	chwyddedig (ans)
diuresis	troethlif (eg)
diuretic	troethbeiryn (eg)
	troethbeiriol (ans)
diverge	dargyfeirio (be)
divergent	dargyfeiriol (ans)
diverticulitis	llid y cilfachau (eg)
diverticulosis	cilfachwst (eb)

diverticulum	cilfach -au (eb)
dominant	trechol (ans)
donor	(i) rhoddwr (eg) (gwaed) (ii) cyfrannydd (eg)
dorsal	cefnol (ans) dorsol (ans)
dorsum	cefn (eg)
dose	dogn -au (eg) dogni (be)
douche	enffrydiad (eb)
Down's Syndrome	syndrôm Down (eg)
doze	hepian (be)
dress, to	rhwymo (be)
dressing	rhwymyn -nau (eg gorchudd -ion (eg)
dribble	glafoerion (ell) glafoeri (be)
drip	diferiad (eg) diferu (be)
drop	diferyn, diferion (eg)
droplet d. infection	dafn, -au (eg), defnyn, -nau (eg) heintiad defnynnau (eg)
dropper	diferydd, -ion (eg)
drown	boddi (be)
drowsiness	cysgadrwydd (eg)

drug
  d. addiction
  d. resistance
	cyffur, -iau (eg)
	caethineb cyffuriau (eg)
	ymwrthedd cyffuriau (eg)

drunkeness	meddwdod (eg)
duct	dwythell, -au (eb)
ductless gland	chwarren ddiddwythell (eb) chwarennau diddwythell (ell)
duodenum	dwodenwm (eg) troedfeddyn (eg)
duodenal	dwodenol (ans)

duodenitis	llid y dwodenwm (eg)
dura mater	<u>dura</u> <u>mater</u>
dwarf	corrach, corachod (eg)
dwarfism	corachedd (eg)
dysarthria	dysarthria (eg)
dyschondroplasia	dyscondroplasia (eg)
dysentery	dysenteri (eg)
dysfunction	camweithrediad, -au (eg)
dyslectic	dyslectig (ans)
dyslexia	dyslecsia (eg)
dysmenorrhoea	mislifboen (eg)
dyspareunia	cypladgur (eg)
dyspepsia	diffyg traul (eg)
dysphagia	namlwnc (eg) dysffagia (eg)
dysphasia	nam llafar (eg) dysffasia (eg)
dysplasia	namdwf (eg) dysplasia (eg)
dyspnoea	byrwyntedd (eg) dyspnea (eg)
dyspnoeic	byrwyntol (ans)
dystrophy muscular d.	camdyfiant (eg) nychdod (eg) nychdod cyhyrol (eg) camdyfiant cyhyrol (eg)
dysuria	troethgur (eg)
Ear	clust, -iau (eb)
earache	pigyn yn y glust (eg) dolur clust (eg) poen glust (eb)
eardrum	tympan y glust (eg)

echondroma	econdroma (eg)
echondromatous	econdromaidd (ans)
ecchymosis	<u>ecchymosis</u>
eclampsia	eclampsia (eg)
ectopic	ectopig (ans)
eczema	croenlid (eg)
efferent	efferol (ans)
effusion	allrediad (eg)
ejaculation	tafliad (eg) sbyrtiad (eg)
elastic	hydwyth (ans) elastig (ans)
elasticity	hydwythedd (eg) elastigedd (eg)
elbow	penelin (eg)
electro-cardiography	electrocardiograffeg (eb)
electro-convulsive therapy	triniaeth electrogynhyrfol (eb)
electrocution	trydanladdiad (eg)
electroencephalography	electroënceffalograffeg (eb)
electrophoresis	electrofforesis (eg)
elephantiasis	eleffantîasis (eg)
embolic	embolig (ans) ceuldaflol (ans)
embolism	emboledd (eg) ceuldafliad (eg)
embolus	embolws (eg) ceuldafl (eg)
embryo	embryo (eg)
embryonic	embryonig (ans)
emetic	cyfoglyn -nau (eg)
emotional	emosiynol (ans)
emphysema	emffysema (eg)

empyema	empyema (eg)
emulsion	emwlsiad (eg)
encephalitis	llid yr ymennydd (eg)
encephalomyelitis	enceffalomyelitis (eg)
encephalopathy	ymenyddglwyf (eg) enceffalopathi (eg)
enchondroma	encondroma (eg)
enchondromatous	encondromaidd (ans)
endarteritis	endarteritis (eg)
endarterectomy	endarterectomi (eg)
endemic	endemig (ans)
endocarditis	endocarditis (eg) llid falfiau'r galon (eg)
endocardium	endocardiwm (eg)
endocrine	endocrin (ans)
endometrium	endometriwm (eg)
endometriosis	endometriosis (eg)
endometritis	endometritis (eg) llid y famog (eg)
enema	enema (eg)
energy	egni (eg) ynni (eg)
energy value of food	cyfwerth egni bwyd (eg)
enteric fever	y tyffoid (eg)
enteritis	enteritis (eg) llid y perfedd (eg)
enuresis	gwlychu'r gwely enwresis (eg)
enzyme	ensym, -au (eg)
enzymic	ensymig (ans)
eosinophilic e. granuloma	eosinoffilig (ans) granwloma eosinoffilig (eg)
eosinophil	eosinoffil, -au (eg)

epicondylitis	epicondylitis (eg)
epidemic	epidemig, -au (eg)
epidemiology	epidemioleg (eb)
epidermal	uwchgroenol (ans) epidermaidd (ans)
epidermis	uwchgroen (eg) epidermis (eg)
epididymis	argaill (eb) epididymis (eg)
epididymitis	llid yr argaill (eg) epididymitis (eg)
epidural	epidwrol (ans)
epigastric	argyllaol (ans) epigastrig (ans)
epigastrium	argylla (eg) epigastriwm (eg)
epiglottic	ardafodol (ans)
epiglottis	ardafod (eg) epiglotis (eg)
epilepsy	clefyd cwympo (eg) epilepsi (eg)
epileptic	epileptyn (eg) epileptig (ans)
epileptiform	epileptiffurf (ans)
epiphyseal	ardyfiannol (ans)
epiphysis	ardyfiant (eg) epiffysis (eg)
epiphysiodesis	epiffysiodesis (eg)
epistaxis	ffroenwaediad (eg) trwynwaedlif (eg)
epithelioma	epithelioma (eg) (dafad(en) wyllt (eb))
epulis	epwlis (eg)
equilibrium	cydbwysedd (eg)
erection	codiad (eg)

erosion	erydiad (eg)
eruption	echdarddiant (eg) brigiant (eg)
erysipelas	fflamwydden (eb) tân iddwf (eg)
erysipeloid	fflamwyddol (ans)
erythema	cochni (eg)
erythrocyte	corffilyn coch y gwaed (eg) corffilod coch y gwaed (ell) erythroseit -au (eg), erythrocyt -au (eg)
Eustachian tube	tiwb Eustachio (eg) piben Eustachio (eb)
examination	archwiliad -au (eg)
exanthem	brigiant (eg)
exanthematous	brigiannol (ans)
excess	gormodedd (eg)
excise	trychu (be) torri ymaith (be)
excision	trychiad (eg)
excitation	cynhyrfiad, cynyrfiadau (eg)
excoriate	ysgythru (be)
excoriated	ysgythredig (ans)
excoriation	ysgythriad (eg)
excrete	ysgarthu (be)
excretion	ysgarthiad, -au (eg)
excretory substances	sylweddau ysgarthol (ell)
exfoliate	dadblisgo (be)
exfoliative	dadblisgol (ans)
exercise	gweithgarwch corfforol (eg) ymarfer corff (eg)
exhale	allanadlu (be)
exhausted	gorlluddedig (ans)
exhaustion	gorlludded (eg)

exhibitionist	ymarddangosydd -ion (eg)
exompholos	torfogail (eg)
exostosis	echasgwrn (eg)
expectorant	poergarthydd, -ion (eg)
experiment	arbrawf, arbrofion (eg)
experimental	arbrofol (ans)
expired air/gases (=exhaled air)	aer/nwyon allanadledig (eg/ll)
exploration	archwiliad (mewnol) (eg)
explore	archwilio (be)
extend	(i) estyn (be anghyfl) (ii) ymestyn (be gyfl)
extension	(i) estyniad (eg) (ii) ymestyniad (eg)
extensor e. muscle	estynnol (ans) cyhyr estynnol (eg)
extracellular	allgellog (ans)
extract	echdyniad (eg) trwyth (eg)
extract, to	i echdynnu (be) ii tynnu (deintiol) (be)
extra/extrovert	allblygyn (eg) allblyg (ans)
eye	llygad, llygaid (eg)
eyeball	pelen y llygad (eb)
eyebrow	ael -iau (eb)
eyelash	blewyn amrant (eg) amranflewyn (eg)
eyelid	amrant, amrannau (eg)
eyestrain	straen llygaid (eg)
Face face, to	wyneb, -au (eg) wynebu (be)

facial	wyneb(ol) (ans)
f. nerve	nerf (yr) wyneb (eb)
facies	wynepryd (eg)
	gwedd (eb)
factor	ffactor, -au (eb)
causative f.	ffactor achosol (eb)
factorial	ffactorol (ans)
faecal	ymgarthol (ans)
faeces	ymgarthion (ell)
faecolith	carreg-faw (eb)
failure	diffyg (eg)
	methiant (eg)
f. to thrive	anffyniant (eg)
faint	llewyg, -feydd (eg)
	llewygu (be)
fainting	llewygol (ans)
Fallopian tube	tiwb Fallopius/Fallopio (eg)
	piben Fallopius/Fallopio (eb)
familial	teuluol (ans)
	etifeddol (inborn) (ans)
famine	newyn, -au (eg)
farmer's lung	mogfa'r ffermwr (eb)
fascia	ffasgell, -au (eb)
	ffasgau (ell)
fasciitis	llid y ffasgell (eg)
fat	(i) bloneg (eg)
	(ii) braster (eg) (y cyfansoddyn
	cemegol)
	tew (ans)
fat depot	storfa fraster (eb)
fat soluble vitamins	fitaminau braster-hydawdd (ell)
fatal	angheuol, marwol (ans)
fatality	angau (eg)
	marwolaeth (eb)
f. rate	cyfradd marwolaethau (eg)
fatigue	lludded (eg)

fatigued	lluddedig (ans)
fatty	i. blonegog (ans) ii. brasterog (ans)
f. acids	asidau brasterog (ell)
f. marrow	mêr brasterog (eg)
fauces	porth y llwnc (eg)
febrifuge	twymynleddfydd (eg)
febrile	twymynol (ans)
fecund	epilgar (ans)
fecundity	epilgaredd (eg)
femoral	morddwydol (ans) ffemwrol (ans)
femur	asgwrn y morddwyd/y forddwyd (eg) ffemwr (eg)
fertile	ffrwythlon (ans)
fertility	ffrwythlonedd (eg) ffrwythlondeb (eg)
fever	i. twymyn -au (eb) ii. gwres (=gwres y corff) (eg)
fibre	i. edefyn, edafedd (eg) ii. ffibr, -au (bwyd)
fibrillation	ffibriliad, -au (eg)
fibrin	ffibrin (eg)
fibrinolysis	ffibrinolysis (eg)
fibrocystic	ffibrocystig (ans)
fibroid	ffibroid, -au (eg) e.e. ffibroid y groth ffibroidaidd (ans)
fibroma	ffibroma, ffibromâu (eg)
fibrosarcoma	ffibrosarcoma (eg)
fibrosis	ffibrosis (eg)
cystic f.	ffibrosis codennog (eg)
fibrositis	ffibrositis (eg)
fibrous	ffibrog (ans)
f. dysplasia	dysplasia ffibrog (eg)

fibula	ffibwla (eg) rhaclun (eg)
field of vision	maes gweld (eg) cylch gweld (eg)
fimbrial	rhidennog (ans)

finger
  index f.
  little f.
  middle f.
 	
  ring f.
	bys, -edd (eg)
	mynegfys (eg)
	bys bach (eg)
	bys canol (eg)
	hirfys (eg)
	bys y fodrwy (eg)

finger stall	byslen -ni (eb) cwsiad (eg)
fissure	i. agen, -nau (eb) ii. rhigol -au (eb)
fistula	ffistwla (eg)
fit	ffit, -iau (epileptig)
flaccid	llipa (ans) llac (ans)
flaccidity	llipäeiddiwch (eg) llacrwydd (eg)
flat foot	fflatwadn, -au (eg)
flat footed	fflatwadn (ans)
flatulence	gwynt (stumog) (eg)
flatus	rhech (wynt) (eb) fflatws (eg) torri gwynt (stumog) (be)
flexor	plygydd, -ion (eg) plygol (ans)

fluid
  amniotic f.
  synovial f.
	hylif -au (eg)
	hylif amniotig (eg)
	hylif synofaidd (eg)

fluoridation	fflworideiddio (be)
fluoride	fflworid (eg)
fluoroscopy	fflworosgopeg (eb)
fluorosis	fflworosis (eg)

flush	gwrid (eg) i. gwrido (be) ii. golchi ymaith (be)
flutter	cryndod (eg) cyffro (y galon) (eg) dychlamu (be)
foetal f. membrane	y ffetws pilen y ffetws (eb)
foetus	ffetws (eg)
follicle	ffoligal, -au (eg)
folliculitis	ffoligwlitis (eg)
follicular	ffoliglaidd (ans)
fomites	magwrfeydd (ell)
foramen	fforamen (eb)
forced expiratory volume	cyfaint anadlol gwthiedig (eg)
forceps	gefail, gefeiliau (eb)
forehead	talcen (eg)
foreskin	blaengroen (eg)
foreign body	corffyn estron (eg)
forensic	fforensig (ans)
formication	morgrugo (be)
fossa	ffos -ydd (eb)
fracture	torasgwrn (eg)
fragilitas ossium	fragilitas ossium, breuder esgyrn (eg)
frenulum	ffrewynyn (eg)
frigid	oeraidd (ans)
frontal lobe	llabed flaen (eb)
frontoparietal	blaenbaredol (ans)
frontosphenoidal	blaensffenoidol (ans)
frostbite	brathrew (eg)
frothing	ewynboer (eg)

frozen shoulder	fferdod ysgwydd (eg)
fructose	ffrwctos (eg)
frustration	rhwystredigaeth (eb)
fundus	ffwndws, ffwndi (eg) gwaelod (eg) godre (eg)
fungal	ffwngaidd (ans)
fungus	ffwng, ffyngau (eg)
furuncle	cornwyd, -ydd (eg) pendduyn (eg)
Gait	cerddediad (eg) osgo (eg)
galactagogue	blithogydd -ion (eg)
galactocele	blithgoden (eb)
galactos(a)emia	galactosemia (eg)
galactose	galactos (eg)
gall bladder	coden y bustl (eb)
gall-stone	carreg fustl (eb)
ganglion, nerve	ganglion (eg), ganglia (ell)
ganglion, tendon	ganglion tendon (eg)
ganglionic	ganglionig (ans)
gangrene	madredd (eg)
gangrenous	madreddog (ans)
gargoylism	gargoiledd (eg)
gastric	cyllaol (ans) gastrig (ans)
g. juice	sudd cyllaol/gastrig (eg)
gastritis	llid y cylla (eg)
gastro-enteritis	llid y coluddion (eg)
gastro-intestinal tract	llwybr treuliad (eg) pibell gastro-berfeddol (eb)

gastro-oesophageal reflux	gwrthlif sefnigol (eg)
gene	genyn, -nau (eg)
general paralysis of the insane	parlys cyffredinol y gorffwyll (eg)
genetic	genetig (ans)
genetics human g.	geneteg (eb) geneteg dyn (eb)
genital	cenhedlol (ans)
genu valgum	glin mewndro (eg)
genu varum	glin alldro (eg)
geriatric	geriatregol (ans)
geriatrics	geriatreg (eb)
gestation	cyfebriad (eg), cyfnod beichiogi (eg)
giant cell tumour	tyfiant mawrgell (eg)
giddy	gweler 'vertigo'
gigantism	cawredd (eg) gordyfiant (eg)
gingivitis	llid y gorchfan(t) (eg)
girdle, pelvic	gwregys pelfig (eg)

gland
  endocrine g.
  lymphatic g.
  mammary g.
	chwarren, chwarennau (eb)
	chwarren endocrin (eb)
	chwarren lymffatig (eb)
	chwarren laeth (eb), bron (eb)

glandular g. fever	chwarennol (ans) twymyn y chwarennau (eb)
glans penis	blaen pidyn (eg), blaen cala (eg)
glaucoma	glawcoma (eg)
gleet	llysnafedd (eg) ysnoden (eb) diferlif (eg)
glenoid	panylog (ans) glenoid (ans)
glenoid cavity	crau glenoid (eg)
Glisson's capsule	cwpan Glisson (eg)

globulin	globwlin (eg)
glomerulonephritis	glomerwloneffritis (eg)
glomerular filtrate	hidlif glomerwlaidd (eg)
glomerulus	glomerwlws, glomerwlysau (eg)
glossitis	llid y tafod (eg)
glosso-pharyngeal	glosoffaryngeal (ans)
glucose	glwcos (eg)
glucose tolerance test	prawf goddefiad glwcos (eg)
glucocorticoid	glwcogorticoid, -au (eg)
gl(u/y)cosuria	glwcoswria (eg) melysdwr (eg)
goitre	y wen (eb) goitr (eg)
gonad	chwarren ryw (eb) gonad -au (eg)
gonadal	gonadol (ans)
gonadotrophic	gonadotroffig (ans)
gonococcal	gonococol (ans)
gonorrhoea	gwenerlif (eg)
good neighbour scheme	cynllun cymdogion da (eg)
gout	y gymalwst (eb) gowt (eg)
gouty	cymalwstaidd (ans)
Graafian follicle	ffoligl Graaf (eg)
graft	impiad -au (eg) impio (be)
grand-mal	grand-mal
granulation tissue	meinwe ronynnog (eb)
granulocyte	granwloseit -au (eg) granwlocyt -au (eg)
granulocytosis	granwlocytedd (eg)
granuloma	granwloma (eg)

granulomatosis	granwlomedd (eg)
grey matter (brain)	llwydyn (eg)
gripe	cnofa (eb)
groin	cesail y fforddwyd (eb)
growth	i. twf (y broses o dyfu) (eg) ii. tyfiant (eg)
g. hormone	hormon twf (eg)
gum	gorchfan(t), gorchfannau (eg) deintgig (eg)
gumma	hirnam gwenerol (eg)
gustation	blasu (be)
gut	perfeddyn, perfeddion (eg)
gynaecomastia	chwyddfronnedd (eg)
Haemangioma	haemangioma (eg)
haemarthrosis	haemarthrosis (eg)
haematemesis	haematemesis (eg) chwydwaed (eg)
haematology	haematoleg (eb)
haematoma	haematoma (eg)
haematosalpinx	haematosalpincs (eg)
haematuria	troethwaed (eg) haematwria (eg)
h. to have	troethwaedu (be)
haemochromatosis	haemocromatedd (eg)
haemoglobin	haemoglobin (eg)
haemoglobinopathy	haemoglobinopathi (eg)
haemolysis	haemolysis (eg)
haemolytic	haemolytig (ans)
haemopericardium	haemopericardiwm (eg)
haemoperitoneum	haemoperitonëwm (eg)

haemophilia	haemoffilia (eg)
haemopoiesis	gwaedfagu (be) haemopoiesis (eg)
haemoptysis	gwaedboer (eg) haemoptysis (eg)
haemorrhage	gwaedlif (eg) gwaedlyn (eg)
antepartum h.	gwaedlif cynesgor (eg)
postpartum h.	gwaedlif ôl-esgor (eg)
haemorrhogic	gwaedlifol (ans)
haemorrhoids	clwy'r marchogion (eg) lledewigwst (eb)
haemorrhoid (y nam)	lledewig, -od (eb)
haemosiderosis	haemosideredd (eg) haemosiderosis (eg)
haemothorax	haemothoracs (eg) gwaedafell (eb)
hair	blewyn, blew (eg) gwallt (ell)
pubic h.	cedor (eg) blew'r arffed (ell)
hair follicle	ffoligl blewyn (eg)
halitosis	halitosis (eg)
hallucination	lledrith -iau (eg)

auditory/visual
       etc. h.
	lledrith gweledol/clybodol/blasol/
	         cyffyrddol/arogleuol

hallux	bawd troed (eg), hallux
h. flexus	bawd cam (eg), hallux flexus
h. rigidus	bawd anhyblyg (eg), hallux rigidus
h. valgus	bawd echdro (eg), hallux valgus
hammer toe	bawd taro (eg)
hand	llaw, dwylo (eb)
hare lip	bylchfin (eg)
harmful (bacteria)	(bacteria) niweidiol (ans)
hay fever	clefyd y gwair clefyd y paill (eg)
headache	cur pen, pen tost (eg)
health	iechyd (eg)

hear	clywed (be)
hearing	clyw (eg)
heart	calon, -nau (eb)
heart block	blocâd y galon (eg) atal-ddarglud y galon (eg)
heart sounds	synau'r galon (ell)
heartburn	dŵr poeth (eg) llosg cylla (eg)
heat	gwres (eg) cynhesu (eb)
heat stroke	trawiad gwres (eg)
heel	sawdl, sodlau (eg)
height	taldra (eg)
hemianopia	hemianopia (eg)
hemiparesis	hemiparesis (eg) lled-barlys ochrol (eg)
hemiplegia	hemiplegia (eg) parlys ochrol (eg)
hemivertebra	hemifertebra (eg)
hepatic	afuol (ans) hepatig (ans)
hepatitis	llid yr afu (eg) hepatitis (eg)
hepatic portal vein	gwythïen borthol hepatig (eb)
hepatoblastoma	hepatoblastoma (eg)
hepatogenous	hepatogenaidd (ans)
hepatoma	hepatoma (eg)
hepatomegaly	hepatomegaledd (eg)
hereditary	etifeddol (ans)
heredity	etifeddeg (eb)
hermaphrodite	deurywyn (eg)
hermaphroditic	deurywiol (ans)

hernia	torgest (eb), torllengig (eg)
diaphragmatic h.	torgest lengigol (eb)
direct h.	torgest union (eb)
femoral h.	torgest forddwydol (eb)
hiatus h.	torgest fylchol/adwyol (eb)
incarcerated h.	torgest gaeth (eb)
incisional h.	torgest archollol (eb)
indirect h.	torgest anunion (eb)
inguinal h.	torgest geseiliol (eb)
internal h.	torgest fewnol (eb)
irreducible h.	torgest sefydlog (eb)
recurrent h.	torgest ddychweliadol (eb)
reducible h.	torgest ad-ddygol (eb)
strangulated h.	torgest dagedig (eb)
umbilical h.	torgest fogelog (eb)
herpes febrilis	herpes febrilis
	crach(en) annwyd (eb)
herpes venerial	herpes gwenerol (eg)
	crach(en)wenerol (eb)
herpes zoster	herpes zoster
	yr eryr (eg)
hiatus	bwlch (eg)
	adwy (eb)
	bylchol (ans)
	adwyol (ans)
hiccup	(yr) ig -ion (eg)
	igian (be)
high tension	i. tyndra dwys (seicoleg)
	ii. pwysedd uchel (cardioleg)
hip	clun, -iau (eb)
hirsutism	blewogrwydd (eg)
histiocytosis X	histiocytosis X (eg)
histology	histoleg (eb)
home help	cymorth cartref (eg)
homeopathy	homeopathi (eg)
homosexual	cyfunrhywiol (ans)
	gwrywgydiwr (eg)
	gwrywgydiol (ans)
	lesbiad (eb)
	lesbianol (ans)
homosexuality	cyfunrhywiaeth (eb)
	gwrywgydiaeth (eb)
	lesbianedd (eg)

hormon	hormon, -au (eg)
hormonal	hormonaidd (ans)
hospice	clafdy, clafdai (eg)
hospital	ysbyty, ysbytai (eg) (gw. hefyd 'isolation hospital')
human h. behaviour	dynol (ans), dyn, dynes ymddygiad dynol (eg)
humerus	yr uwchelin (eb) hwmerws (eg)
hyalin	hyalin (eg) hyalinaidd (ans)
hydatid h. cyst	hydatid coden hydatid (eb)
hydrarthrosis	dwfr-gymal (eg)
hydration to hydrate	hydradiad (eg) hydradu (be)
hydrocele	cwd-dŵr (eg) cwdyn dŵr (eg)
hydrocephalic	hydroceffalig (ans)
hydrocephalus	hydroceffalws (eg)
hydronephrosis	hydroneffrosis (eg) arenchwydd (eg)
hydrophobia	y gynddaredd (eb)
hydrotherapy	hydrotherapi (eg)
hygiene	i. hylendid (eg) ii. iechydeg (eb) e.e. Adran Iechydeg
hygienic	hylan (ans)
hygienist	hylenydd (deintol) (eg), swyddog iechydeg (eg)
hygroma	hygroma (eg)
hymen	pilen y wain (eb)
hyperaesthesia	gorboenedd (eg) hyperesthesia (eg)
hyperglycaemia	hyperglycemia (eg)

hyperplasia	hyperplasia (eg)
hyperparathyroidism	gorbarathyroidedd (eg)
hypersensitivity	gorhydeimledd (eg)
hypertension	gorbwysedd (eg)
benign h.	gorbwysedd anfalaen (eg)
essential h.	gorbwysedd syml (eg)
malignant h.	gorbwysedd malaen (eg)
h. of pregnancy	gorbwysedd beichiogrwydd (eg)
pulmonary h.	gorbwysedd ysgyfeiniol (eg)
hyperthyroid	gorthyroidal (ans)
hyperthyroidism	gorthyroidedd (eg)
hypertrophic	hypertroffig (ans)
hypertrophy	hypertroffedd (eg)
hypnosis	hypnosis (eg)
hypnotic	hypnotig (ans)
hypnotic (drug)	cyffur(iau) cwsgbeiriol (eg)
hypnotise	hypnoteiddio (be)
hypodermic	tangroenol (ans)
	hypodermig (ans)
hypoglossal	is-dafodol (ans)
hypoglycaemia	hypoglycemia (eg)
hypopituitarism	hypobitwitedd (eg)
hypotension	is-bwysedd (eg)
hypothermia	hypothermia (eg)
hypothermic	hypothermig (ans)
hypothyroid(al)	is-thyroidol (ans)
hypothyroidism	is-thyroidedd (eg)
hypotonia	hypotonia (eg)
hypovolaemia	hypofolaemia (eg)
hysterectomy	codi'r groth
	hysterectomi (eg)
	crothdrychiad (eg)
hysteria	hysteria (eg)
	mamwst (eg)

hysterical	hysteraidd (ans)
hysterotomy	hysterotomi (eg) crothdoriad (eg)
Iatrogenic	iatrogenig (ans)
icthyosis	ichthyosis (eg)
icterus	clwyf melyn (eg), clefyd melyn (eg)
icteric	icterig (ans)
identification	i. adnabyddiaeth (eb), adnabod (be) ii. ymuniaethu (seic.) (be)
identical	unfath (ans)
identical twins	gefeilliaid unwy (ell)
identity	hunaniaeth (eg)
idiopathic	idiopathig (ans)
ileitis	ileitis (eg)
ileostomy	ileostomi (eg)
ileum	ilëwm (eg)
iliac	iliag (ans)
ilium	iliwm (eg)
ill	gwael, tost, afiach, sâl, anhwylus (ans)
illness	gwaeledd, salwch, tostrwydd, afiechyd (eg)
illusion(s)	rhithganfyddiad (au) eg
image (eye)	delwedd, -au (eb)
immersion foot	troed oerwlyb (eg)
immune	imwn (ans) heintrydd (ans)
immunise	imwneiddio (be) heintryddio (be)

immunisation	imwneiddiad (eg) heintryddiad (eg)

immunity
  i., acquired
  i., natural
	imwnedd (eg), heintryddid (eg)
	imwnedd/heintryddid caffael (eg)
	imwnedd/heintryddid cynhenid (eg)

immuno-suppression	gwrthimwnedd (eg)
immunology	imwnoleg (eg)
impact	ardrawiad (eg) ardaro (be)
impacted	ardrawedig (ans) caeth (ans)
impaction	ardrawiad -au (eg)
impair	amharu ar (be) gwanhau (be)
impaired	diffygiol (ans)
impairment	amhariad (eg) diffyg (eg)
imperforate	anrhydyllog (ans)
impetiginous	impetigaidd (ans)
impetigo	crachdardd (eg) impetigo (eg)

implant
  i. a cell in the
  placenta
	mewnblannu (be)
	mewnosod (be)
	mewnblannu cell yn y brych

impotence	analluedd (rhywiol) (eg)
impotent	analluog (ans)
impulse	i. ysgogiad, -au (eg) (nerfol) ii. cymhelliad (eg) tuedd (eb) (seicoleg)

inborn
  i. error of
    metabolism
	cynhenid (ans)
	
	gwall cynhenid metabolaeth (eg)

inbreed	mewnfridio (be)
incapacity	anallu -oedd (eg) anabledd (eg)
incest	llosgach (eg)
incestuous	llosgachol (ans)

incidence	mynychder, -au (eg)
incision	endoriad, -au (eg)
icisional	endoriadol (ans)
incisor	blaenddant (eg) dant llygad (eg)
incompatible	anghymarus (ans)
incompatibility	anghymarusedd (eg)
incompetence	anghymwyster, anghymwysterau (eg)
incompetent	anghymwys (ans)
incontinence i. (faeces) ii. (urine)	anymatal (be) baeddu (be) gwlychu (be)
incontinent	anymataliol (ans)
inco-ordination	diffyg cydweithio (eg) anghydweithio (be)
incubation	deoriad (eg)
incubation	deoriad (eg)
incubation period	cyfnod deori (eg)
incubator	deorydd, -ion (eg), deoriadur, -on (eg)
indurated	ymgaledig (ans)
induration	ymgalediad, -au (eg)
infant i. mortality rate	maban, -od (eg) cyfradd marwolaethau babanod (eb)
infantile i. paralysis	babanaidd (ans) parlys y babanod (eg)
infarct	cnawdnychu (be)
infarcted	cnawdnychedig (ans)
infarction	cwnawdnychiad (eg) cnawdnychiant (eg)
infection open to i.	haint, heintiau (eb) heintiad, -au (eg) y gellir ei heintio
infected	heintiedig (ans)

infectious	heintus (ans)
inferior (anat.)	isaf (ans)
inferior vena cava	inferior vena cava, yr wythĭen fawr isaf (eb) y brif is-wythĭen (eb)
infertile	amhlantadwy (ans) anffrwythlon (ans)
infertility	amhlantadrwydd (eg) anffrwythlonedd (eg) diepiledd (eg)
infestation	heigiad -au (eg)
infested	heigiog (ans)
infesting	heigiol (ans)
infiltrated	ymdreiddiedig (ans)
infiltration	ymdreiddiad -au (eg)
inflammation	llid (eg) fflameg (eb)
inflamed	llidus (ans)
inflate	enchwythu (be)
inflated	enchwythedig (ans)
influenza	ffliw (eg)
influenzal	anwydol (ans)
infraorbital	islygadol (ans)
infundibular	inffwndibwlaidd (ans)
infundibulum	inffwndibwlwm (eg)
infuse	trwytho (be)
infusion	trwyth, -au (eg), trwythiad, -au (eg)
ingrowing toe nail	casewin, -edd (eg)
inguinal	gwerddyrol (ans)
inhalation	mewnanadliad, -au (eg)
inhalational	mewnanadliadol (ans)
inhale	mewnanadlu (be)

inheritance	etifeddiad (nodweddion) (eg)
initial dose	dogn gychwynnol (eb)
inject	pigo (be)
injection	pigiad -au (eg)
booster i.	pigiad atgyfnerthu (eg)
injurious	niweidiol (ans)
injury	niwed, niweidiau (eg)
	anaf -au (eg)
innominate	anenwol (ans)
inoculate (immunol.)	brechu (be)
inoculate	
(bacteriol.)	plannu (be)
inoculation	
(immunol.)	brechiad, -au (eg)
inoculation	
(bacteriol.)	planiad, -au (eg)
insane	gwallgof (ans)
insanity	gwallgofrwydd (eg)
insect bite	pigiad pryf, pigiadau pryfed (eg)
inseminate	enhadu (be)
	semenu (be)
insemination	enhadiad, au (eg)
	semeniad, -au (eg)
insidious	llechwraidd (ans)
insight	hunanddirnadaeth (eb)
insightful	hunanddirnadol (ans)
insommnia	anhunedd (eg)
insomniac	anhunwr (eg),
	un sy'n dioddef o anhunedd
inspect	archwilio (be)
inspection	archwiliad, -au (eg)
inspire	mewnanadlu (be)
	anadlu i mewn (be)
instep	mwnwgl y troed (eg)

insufficiency	annigonedd (eg)
insufficient	annigonol (ans)
insulin	inswlin (eg)
intake (of food)	cymeriant (eg)
intelligence quotient (I.Q.)	cyniferydd deallusrwydd (C.D.) (eg)
interact	rhyngweithio (be)
intercostal	rhyngasennol (ans)
interest	diddordeb (eg)
interferon	interfferon (eg)
intermittent i. claudication	ysbeidiol (ans) cloffni ysbeidiol (eg)
internal i. derangement	mewnol (ans) anhrefn mewnol (eg)
interstitial	gwagleol (ans) interstitaidd (ans)
interventricular	rhyngfentrigol (ans)
intervertebral	rhyngleiniol (ans)
intestinal	perfeddol (ans) coluddol (ans)
intestine s. intestine	perfeddyn, perfeddion (eg) coluddyn, coluddion (eg) perfeddyn/coluddyn bach (eg)
intoxicate	meddwi (be)
intoxicating	meddwol (ans)
intoxication	meddwdod (eg)
intracanalicular	mewngamlesig (ans)
intrauterine (loop)	(dolen) mewngroth
intravenous	mewnwythiennol (ans)
intrinsic	cynhenid (ans)
introitus	agoriad, -au (eg) mynedfa, mynedfeydd (eb)
introvert	mewnblygyn (eg), (pobl fewnblyg) mewnblyg (ans)

introverted	mewnblyg (ans)
intussusception	llawesiad, -au (eg)
invalid	i sâl (ans) ii annilys (ans)
invalidity	i. salwch (eg) ii. annilysrwydd (eg)
inversion	gwrthdroad, -au (eg)
investigate	archwilio (be)
investigation	archwiliad, -au (eg)
involution	edwiniad (eg) edwino (be)
ion	ïon, -au (eg)
ionise ionisation	ïoneiddio (be) ïoneiddiad (eg)
iris	enfys y llygad (eb) iris -au (eg)
iritis	llid yr enfys (eg) iritis (eg)
iron (Fe)	haearn (eg)
irradiate	arbelydru (be)
irradiation	arbelydriad (eg)
irritability	ymatebolrwydd (eg) anniddigrwydd (seicoleg) (eg)
irritation	cosi poenus enynfa (eb)
ischaemia	diwaededd (eg) ischemia (eg)
ischaemic i. heart disease	ischemig (ans) diwaededd y galon (eg) ischemia'r galon (eg)
ischium	ischiwm (eg)
Islets of Langherans	ynysoedd Langherans (ell)
isolate (bacteriol.)	ynysu (be)
isolate (epidemiol.)	arwahanu (be) ynysiad (bact.) (eg)

isolated	ynysedig (ans) arwahanedig (ans)
isolation (bacteriol.)	ynysiad, -au (eg)
isolation (epidemiol.)	arwahaniad, -au (eg)
isolation hospital	ysbyty arwahanu (eg)
isolation syndrome	syndrôm arunigedd (eg)
isotope	isotop, -au (eg)
isthmus	isthmus (eg) culder (eg)
itch	cosi (be)

Jaundice
  acholuric j.
  cholestatic j.
 	
  haematogenous j.
  haemolytic j.
  hepatogenous j.
  non-obstructive j.
  obstructive j.
	clefyd melyn (eg), clwy melyn (eg)
	clefyd melyn acolwrig (eg)
	clefyd melyn atalfustlol, (eg)
	clefyd melyn colestatig, (eg)
	clefyd melyn gwaed-dardd (eg)
	clefyd melyn gwaed difaol/haemolytig (eg)
	clefyd melyn hepatogenaidd (eg)
	clefyd melyn dirwystr (eg)
	clefyd melyn rhwystrol (eg)

jaundiced	melyn, icterig (ans)
jaw	gên, genau (eb) cern, -au (eb)
jejunum	y perfeddyn canol (eg) jejunwm (eg)
jelly-like	jelïaidd (ans) ceulffurf (ans)

joint
  ball and socket j.
  gliding j.
  hinge j.
  moveable j.
  pivot j.
  synovial j.
	cymal -au (eg)
	cymal pelen a chrau (eg)
	cymal llithro (eg)
	cymal colfach (eg)
	cymal symudol (eg)
	cymal pifod (eg)
	cymal synofaidd (eg)

joint replacement	amnewid cymal
jugular vein	gwythïen y gwddf (eb)
juvenile	ieuanc, ifanc (ans)

Keloid	celoid (eg)
	celoidol (ans)
keratin	ceratin (eg)
keratinisation	ceratineiddiad (eg)
keratinise	ceratineiddio (be)
keratitis	llid y gornbilen (eg)
	ceratitis (eg)
keratoplasty	ceratoplasti (eg)
keratosis	ceratinedd (eg)
kernicterus	cernicterws (eg)
ketone	ceton, -au (eg)
ketonuria	cetonwria (eg)
ketosis	cetosis (eg)
kidney	aren -nau (eb), elwlen, elwlod (eb)
artifical k.	aren artiffisial (eb)
	peiriant arennol (eg)
knee	pen-glin, pen-gliniau (eb)
knock knee	glin-gam (eb)
knee (jerk) reflex	atgyrch (plwc) pen-glin (eg)
knee joint	cymal y pen-glin (eg)
knuckle	migwrn, migyrnau (eg)
koilonychia	ewin pantiog (eg)
kraurosis vulvae	<u>kraurosis</u> <u>vulvae</u>
Kupffer cell	cell Kupffer (eb)
kyphosis	crwbi (eg)
	cefn crwca (eg)
	cyffosis (eg)
kyphotic	cyffotig (ans) gwargrwm (ans)
Labial	gweflol, gwefusol (ans)
labium	gwefl y wain (eb)
l. majorum	gwefl fwyaf y wain, <u>labium</u> <u>majorum</u>
l. minorum	gwefl leiaf y wain, <u>labium</u> <u>minorum</u>

labile	i. anwadal (ans) oriog (ans) ii. ansefydlog (ans)
labour	esgor (be) gwewyr esgor (eg)
labyrinth	labyrinth, -au (eg), troellfa, troellfeydd (eb)
labyrinthine	troellfaol (ans)
labyrinthitis	labyrinthitis (eg) llid y droellfa (eg)
lachrymal l. duct	deigrynnol (ans) lacrymaidd (ans) dwythell ddagrau (eb)
lachrymate	lacrymeiddio (be)
lachrymation	lacrymeiddiad (eg)
lachrymo-nasal	lacrymonasol (ans)
lactase	lactas (eg)
lactation l. period	llaethiad (eg) cyfnod llaetha (eg)
lactational	llaethiadol (ans)
lacteal	lacteal, -au (eg)
lactoferrin	lactofferin (eg)
lactose	lactos (eg)
lactic acid	asid lactig (eg)
laminectomy	laminectomi (eg)
laparotomy	laparotomi (eg)
large intestine	perfeddyn mawr (eg)
laryngeal	beudagol (ans) laryngaidd (ans)
laryngectomy	codi'r feudag laryngectomi (eg)
laryngitis	llid y feudag (eg)
laryngoscope	laryngosgôp (eg)
larynx	beudag (eb) laryncs (eg)

lassitude	llesgedd (eg)
	blinder (eg)
lateral	ochrol (ans)
laxative	carthydd, -ion (eg)
lens	lens, -iau (eb)
contact l.	lens gyffwrdd (eb)
lenticular	lentigol (ans)
	corbysaidd (ans)
leprosy	gwahanglwyf (eg)
leptomeningitis	leptomeningitis (eg)
leptospirosis	leptospirosis (eg)
lesion	nam, -au (eg)
lethal	marwol (ans)
leucocyte	lewcoseit, -au (eg), lewcocyt, -au (eg)
	cellwen (eb), celloedd gwynion (ell)
leucocytosis	lewcocytosis (eg)
leucopenia	lewcopenia (eg)
leucorrhoea	gwynlif (eg)
	lewcorea, (eg)
leukaemia	lewcemia (eg)
aleukaemic l.	lewcemia alewcaemig (eg)
eosinophilic l.	lewcemia eosinoffilig (eg)
granulocytic l.	lewcemia granwlocytig (eg)
lymphatic l.	lewcemia lymffatig (eg)
lymphocytic l.	lewcemia lymffocytig/lymffoseitig (eg)
monocytic l.	lewcemia monocytig/monoseitig (eg)
myeloid l.	lewcemia myeloid, lewcemia merog (eg)
leukoplakia	lewcoplacia (eg)
ligament	gewyn, -nau (eg)
	giewyn, gîau (eg)
suspensory l.	gewyn cynhaliol (eg)
ligamentous	gewynnol (ans)
ligate	clymu (be)
ligation	clymiad, -au (eg)
ligature	cwlwm, clymau (eg)
	pwythyn, -nau (eg)
limb	aelod, -au (eg)

limp(ing)	cloff (ans)
limp	llipa (ans)
limp (lameness)	cloffni (eg)
lingual	tafodol (ans)
lip	gwefus -au (eb)
lipase	lipas (eg)
lipid	lipid -au (eg)
lipoid	lipoid (ans)
lipoma	lipoma, lipomâu (eg)
lipomatosis	lipomatosis (eg)
liposarcoma	liposarcoma (eg)
lisp	lisp (eg), â thafod hir lispian (be)
lisping	lispian (ans)
live	byw (ans) byw (be)
live-born	byw-anedig (ans)
liver	afu, afuoedd (eg) iau, ieuau (eg)
liver fluke (disease)	clefyd yr euod (eg)
liver fluke (organism)	llyngyren yr afu/iau (eb)
lobe	llabed, -au (eb)
lobule	llabeden, -nau (eb)
loin	ystlys, -au (eb)
loose body	corffyn rhydd (eg)
lordosis	lordosis (eg)
louse	lleuen, llau (eb)
louse borne typhus	tyffws llau (eg)
lubricant	iriad, -au (eg)
lubricate	iro (be)

lubrication	ireiddiad, -au (eg)
lumbago	llwynwst (eg) llwyn-gur (eg)
lumbar	meingefnol (ans)
lumbar region	adran y meingefn (eb) yr adran lwmbar (eb)
lumbar vertebrae	fertebrau meingefnol (ell)
lumen	lwmen (eg)
lump (after a blow on the head)	chwrlyn (eg)
lump (others)	lwmpyn (eg) lwmp, lympiau (eg)

lung
  l. capacity
  farmer's l.
	ysgyfant, ysgyfaint (eg)
	cynhwysedd yr ysgyfaint (eg)
	mogfa'r ffermwr/ mygfa'r ffermwr (eb)

lupoid	lwpoid (ans)
lupus erythematosus	_lupus erythematosus_
lupus vulgaris	_lupus vulgaris_
lutein	lwtein (eg)
luteinising l. hormone	lwteineiddio (be) hormon lwteineiddio (eg)

lymph
  l. duct/vessel
  l. gland
  l. node
	lympff (eg)
	pibell/dwythell lymff (eb)
	chwarren lymff (eb)
	nod lymff (eg)

lymphadenitis	lymffadenitis (eg)
lymphadenoma	lymffadenoma (eg) lymffadenomâu (ell)
lymphangiectasis	lymffangiectasis (eg)
lymphatic	lymffatig (ans)
lymphocyte	lymffoseit, -au (eg), lymffocyt, -au (eg)
lymphocytic	lymffoseitig, lymffocytig (ans)
lymphocytoma	lymffoseitoma (eg), lymffocytoma (eg)
lymphocytosis	lymffoseitosis (eg), lymffocytosis (eg)

lymphogranuloma	lymffogranwloma (eg)
lymphoid	lymffoid (ans)
lymphopenia	lymffopenia (eg)
lymphosarcoma	lymffosarcoma (eg)
lysis	lysis (eg) i. ymddifrodiad (gwaed) (eg) ii. cildroad (twymyn) (eg)
lytic	lytig (ans)
lysozyme	lysosym (eg) leisoseim (eg)
lysosome	lysosom (eg) leisosom (eg)
Macrocephalic	macroceffalig (ans)
macrocephaly	macroceffali (eg)
macrocytosis	macroseitosis (eg) macrocytosis (eg)
macroglobulinaemia	macroglobwlinemia (eg)
macrophage	macroffag, -au (eg)
macula	macwla (eg) brycheuyn (eg)
macular	macwlaidd (ans) brycheuol (ans)
maculopapular	macwlopapwlaidd (ans)
maculopapule	macwlopapwl (eg)
malabsorb	camamsugno (be)
malabsorption	camamsugniad (eg)
malabsorptive	camamsugnol (ans)
malaria	y ddyrton (eb) malaria (eg)
malarial	dyrtonol (ans) malariaidd (ans)
maleness	gwrywedd (eg)

malformation, congenital	camffurfiad cydenedigol (eg)
malignancy	malaenedd (eg)
malignant	malaen (ans)
malingerer	ffalsglaf, ffalsgleifion (eg)
mallet-finger	bys morthwyl (eg)
malnutrition	camfaethiad (eg)
malrotation	camdro, -adau (eg)
mamma	bron, -nau (eb)
mammary	bronnol (ans)
mammillary	didennol (ans) tethol (ans)
mandible	mandibl (eg) asgwrn yr ên (eg)
mania	amhwylledd (eg)
maniac	lloerigyn, lloerigion (eg) gorffwyllyn, amhwyllyn (eg)
manic	lloerig (ans) gorffwyll (ans)
manic depressive	pruddglaf lloerig (eg)
manic depressive state	cyflwr y pruddglaf lloerig (eg)
manipulate	i. llaw-drin (be) ii. defnyddio pobl (be)
manipulation	llawdriniad (eg)
march fracture	torasgwrn cerdded (eg)
massage	tylino (be) tyliniad, -au (eg)

mastitis
  chronic m.
  cystic m.
	mastitis (eg)
	mastitis cronig/hirfaith (eg)
	mastitis codennog (eg)

mastoid	mastoid (eg)
mastoiditis	llid y mastoid (eg)
masturbate	onanu (be)

masturbation	onaniad (eg)
maternal	mamol (ans)
maternity	mamolaeth (eb)
marrow	mêr (eg)
maxilla	macsila (eg) cern (eb)
measles German m.	y frech goch (eb) y frech Almaenig (eb) rwbela (eg)
meatus auditory m.	camlas, camlesi/camlesydd (eb/g) cyntedd y glust (eg)
meconium	meconiwm (eg)
medial	medial (ans)
median	canolrif (eg) (mathemateg) canol (eg) (mathemateg) canolwedd (eb) (anatomeg)
mediastinum	mediastinwm (eg) canol yr afell (eg)

medium
   culture m.
 	
   selective
       culture m.
	cyfrwng (eg)
	 cyfrwng tyfu (eg)
	 cyfrwng meithrin (eg)
	
	 cyfrwng meithrin detholiadol (eg)

medulla	medwla (eg) craidd (eg)
medullary	medwlaidd (ans) creiddiol (ans)
meiosis	meiosis (eg)
melaena	melaena (eg) tomddu (eb)
melancholia	pruddglwyf (eg) iselder (eg) y felan (eb)
melancholic	pruddglwyfus (ans)
membrane	pilen, -ni (eb)
membranous	pilennol (ans)
menarche	dechrau'r mislif (eg)

meningeal	breithellol (ans)
	meningeaidd (ans)
meninges	pileni'r ymennydd (ell)
	breithelli (ell)
meningitis	llid y breithelli (eg)
meningocele	meningocêl (eg)
menisectomy	codi'r menisgws (be)
	trychu'r menisgws (be)
meniscus	cilgant (eg)
	menisgws (eg)
menopausal	climacterol (ans)
menopause	newid bywyd (eg)
	climacterig (eg)
	diwedd y mislif (eg)
	menopause
menorrhagia	gorfislif (eg)
menstrual	mislifol (ans)
menstrual cycle	y gylchred fislifol (eb)
menstruate	bod â'r mislif arni...
	cael mislif
menstruation	y mislif (eg)
	y misglwyf (eg)
mental	meddyliol, (ans), ... y meddwl
m. subnormality	isnormaledd (eb)
severe m.	
subnormality	isnormaledd ddifrifol (eb)
mercuric	mercwrig (ans)
mercury	mercwri (eg)
	arian byw (eg)
mesenteric	mesenterig (ans)
	perfeddlennol (ans)
mesentery	mesenteri (eg)
	perfeddlen -ni (eb)
mesoderm	mesoderm (eg)
mesodermal	mesodermaidd (ans)
mesothelioma	mesothelioma (eg)
metabolism	metabolaeth (eb)

metabolic	metabolaidd (ans)
basal metabolic rate (BMR)	cyfradd metabolaeth waelodol (eb) (CMW)
metabolite	metabolyn, -nau (eg)
metamorphism	trawsffurfedd (eg) metamorffedd (eg)
metamorphosis	trawsffurfiad (eg) metamorffosis (eg)
metaphysis	metaffysis (eg)
metaphyseal	metaffysaidd (ans)
metaplasia	metaplasia (eg)
metastasis	chwaldwf (eg)
metastasise	metasteiddio (be) chwaldyfu (be)
metatarsal	metatarsol (ans) gwadnol (ans)
metatarsus	metatarsws (eg) cefn-troed (eg)
metatarsalgia	metatarsolboen (eg) troedgur (eg) metatarsalgia (eg)
methaemoglobinaemia	met-haemoglobinemia (eg)
metritis	metritis (eg) llid y famog (eg)
metrorrhagia	metroragia (eg) gorlif y famog (eg)
microcephaly	microceffali (eg)
microscope	microsgop (eg)
microscopic	microsgopaidd (ans)
micturate	troethi (be)
micturition	troethiad (eg) pisiad (eg)
m. reflexes	atgyrchion troethi (ell)
micro-organism	micro-organeb, -au (eb)
mid-brain	ymennydd canol (eg)

middle ear	y glust ganol (eb)
midwifery	bydwreiciaeth (eb)
migraine	meigryn (eg)
miliary	milaraidd (ans) gronynnol (ans)
milk	llaeth (eg) llefrith (eg)
mineral	mwyn, -au (eg) mwynol (ans)
miscible	cymysgadwy (ans)
mite	euddonyn, euddon (eg)
mitochondrion	mitocondrion, mitocondria (eg)
mitosis	mitosis (eg)
mitotic index	indecs mitotig (eg)
mitral	mitrol (ans) (y falf) ddwylen (eb)
m. regurgitation	dadlynciad mitrol (eg)
m. stenosis	culhad mitrol (eg)
mixture	i. cymysgedd (eg) ii. moddion (ell)
mole	man geni, mannau geni (eg)
hairy m.	man geni blewog (eg)
hydatiform m.	man geni hydatidffurf (eg)
mongolism	syndrom Down (eg)
moniliasis	moniliasis (eg)
monocyte	monoseit, -au (eg) monocyt, -au (eg)
monocytosis	monoseitosis (eg) monocytosis (eg)
mononucleosis	mononwcleosis (eg)
morbid	morbid (ans)
morbidity	afiachedd (eb) morbidrwydd (eg)
mortality	marwoldeb (eg) marwolaethol (ans)
mortuary	elordy, elordai (eg)

motor (=efferent)	motor (ans) echdygol (ans) gweithredol (ans)
m. nerve	nerf echdygol / weithredol (eb)
motor neurone disease	clwy newronau echdygol/motor (eg)
motor root	gwreiddyn echdygol (eg)
mouth	ceg, -au (eb) safn, -au (eb) genau geneuau (eb)
movement (=locomotion)	symudiad, -au (eg) ymsymudiad (~q)
mucosa	mwcosa (eg) pilen ludiog, pilenni gludiog (eb)
mucous	mwcaidd (ans) gludiog (ans)
mucus	mwcws (eg)
multiparous	amlfeichiog (ans)
multiple sclerosis	parlys ymledol (eg)
mumps	y dwymyn ddoben (eb) clwy'r pen (eg)
mumps orchitis	y caill dobennol (eg)
mural	murol (ans) parwydol (ans)
murmur	murmur -on (eg)
muscle	cyhyr, -au (eg) cyhyrol (ans)
involuntary m. smooth m.	cyhyr anrheoledig (eg) cyhyr llyfn/anrhesog (eg)
striated m. } skeletal m. }	cyhyr rhesog (eg)
voluntary m.	cyhyr rheoledig (eg)
muscle (a specific one/type) calf m. ciliary m. extensor m. flexor m. shin m.	cyhyryn (eg) cyhyryn croth y goes (eg) cyhyryn ciliaraidd (eg) cyhyryn estyn (eg) cyhyryn plygu (eg) cyhyryn y grimog (eg)
muscle mass	màs y cyhyrau (eg) crynswth y cyhyrau (eg)

muscularity	cyhyrogrwydd (eg)
musculature	cyhyredd (eg)
muscular dystrophy	nychdod cyhyrol (eg)
musculo – 　musculocutaneous 　musculoskeletal	cyhyro – cyhyrogroenol (ans) cyhyrosgerbydol (ans)
mutagenic	mwtagenaidd, cellwyrbeiriol (ans)
mutation 　somatic m.	mwtaniad (eg) cellwyriad (eg) mwtaniad somatig (eg)
mute	mudan (eg) mud (ans)
mutism	mudandod (eg)
myalgia	cyhyrboen (eb) myalgia (eg)
mysasthenia 　m. gravis	gwendid cyhyrol (eg) myasthenia (eg) gwendid cyhyrol gerwin (eg) myasthenia gravis
mycosis	clefyd ffwng (eg) mycosis (eg)
mydriasis	mydriasis (eg) cannwyll rwth (eb)
myelin 　m. sheath	myelin (eg) gwain fyelin (eb)
myelinated	myelinedig (ans)
myelitis	myelitis (eg)
myelocele	myelocêl (eg)
myelogram	myelogram (eg)
myelography	myelograffaeth (eb)
myeloid	myeloid (ans)
myeloma	myeloma (eg)
myelomatosis	myelomatosis (eg)
myelomeningocele	myelomeningocêl (eg)
myelopathy	myelopathi (eg)

myelosis	myelosis (eg)
myocardial	myocardaidd (ans)
myocarditis	myocarditis (eg)
myocardium	myocardiwm (eg)
myoglobin	myoglobin (eg)
myopathy	cyhyrnam (eg) myopathi (eg)
myopic	byrweledol (ans) â golwg byr
myosin	myosin (eg)
myositis m. ossificans	myositis (eg) myositis ossificans
myotonia	myotonia (eg)
myringitis	myringitis (eg) tympanlid (eg)
myxoedema	mycsoedema (eg)
Naevus spider n.	man geni (eg) man geni copynnol (eg)
nail	ewin, -edd (eg)
nail bed	byw'r ewin (eg)
nape	gwar, -rau (eg) gwegil, -au (eg/b)
napkin rash	brech clwt/cewyn (eb) y frech glytiau/gewyn
narcolepsy	rheidgwsg (eg) narcolepsi (eg)
narcoleptic	rheidgysgol (ans) narcoleptig (ans)
narcosis	narcosis (eg) trachwsg (eg)
narcotic	narcotig (ans)
nares	ffroen -au (eb)

nasal	trwynol (ans)
n. cavity	ceudod trwynol (eg)
nasolachrymal	lacrymonasol (ans)
nausea	pwys, (eg)
	cyfog (eg)
nauseous	cyfoglyd (ans)
neck	gwddf, gyddfau (eg)
	mwnwgl, mynyglau (eg)
necrosis	necrosis (eg)
neonatal	newydd-anedig (ans)
neonate	newydd-anedig (eg)
neoplasm	tyfiant (eg) neoplasm (eg)
neoplastic	neoplastig (ans)
nephrectomy	codi'r aren/elwlen
	neffrectomi (eg)
nephritic	neffritig (ans)
nephritis	neffritis (eg)
nephroblastoma	neffroblastoma (eg)
nephron	neffron (eg)
nephropathy	neffropathi (eg)
nephrosis	neffrosis (eg)
nephrotic	neffrotig (ans)
n. syndrome	syndrom neffrotig (eg)
nerve	nerf, -au (eb/g)
abducent n.	nerf abdwsent (eb)
auditory n.	nerf y clyw (eb)
motor n.	nerf weithredol (eb)
optic n.	nerf optig (eb)
sensory n.	nerf synhwyro (en)
spinal n.	nerf yr asgwrn cefn (eb)
trochlear n.	nerf drochlear (eb)
ulnar n.	nerf elinol (eb)
nerve ending	terfyn nerf (eg)
nerve impulse	ysgogiad(au) nerf (eg)
nerve root	nerfwreiddyn, nerfwreiddiau (eg)

nervous	i. nerfol (ffisioleg) (ans)
	ii. nerfus, ofnus, gofidus, pryderus (personoliaeth) (ans)
nervous conduction	dargludiad nerfol (eg)
nervous system, central (CNS)	y brif system nerfol (eb)
neuralgia	nerfboen (eg)
	newralgia (eg)
neurinoma	newrinoma (eg)
neuritis	newritis (eg)
neuroblastoma	newroblastoma (eg)
neurofibroma	newroffibroma (eg)
neurofibromatosis	newroffibromatosis (eg)
neurology	newroleg (eb)
neuroma	newroma (eg)
neurone (see 'nerve cell')	
neuropathy	newropathi (eg)
neurosis	newrosis (eg)
neurotic	newrotig (ans)
neutrophilia	newtroffilia (eg)
newborn	newydd-anedig (ans)
nipple	teth, -au (eb)
nit	nedden, nedd (eb)
nocturnal	y nos, nosol (ans)
nodal	nodaidd (ans)
node	nod, -au (eg) e.e. nod Ranvier
nodular	nodwlaidd (ans)
	cnepynnaidd (ans)
nodule	nodwl, nodylau (eg)
	cnepyn, -nau (eg)
non-essential amino acids	asidau amino dianghenraid (ell)
normal distribution	dosraniad normal (eg)

nose	trwyn, -au (eg)
nostril	ffroen, -au (eb)
notifiable disease	clefyd hysbysadwy (eg)
nourishment nourishing	maeth (eg) maethol (ans)
nuclear	niwclear (ans) cnewyllol (ans)
nucleolar	niwcleolar (ans) is-gnewyllol (ans)
nucleolus	niwcleolws (eg) is-gnewyllyn (eg)
nucleus	niwclews (eg) cnewyllyn (eg)
nullipara	di-blant (ans)
nulliparous	di-blant (ans)
numb	annheimladol (ans) ynghwsg (ans) wedi mynd i gysgu
numbness	crepach (eg) (dwylo) annheimladrwydd (eg)
nutrient	cydran bwyd (eg), maethyn, -nau (eg)
nutrition	i. ymbortheg, maetheg (eb) (yr wyddor) ii. maethiad (eg) (y dull o ddefnyddio bwyd)
nutritional	maethiannol (ans) ymborthegol (ans) ymborthus (ans)
nutritious	maethlon (ans)
nystagmus	nystagmws (eg) stagma (eg) llygatgryn (ans)
Oat cell	ceirchgell (eb)
obese	corffog (ans) corffol (ans) gordew (ans)

obesity	corffogrwydd (eg) gordewdra (eg)
observation	arsylw -adau (eg)
obsession	obsesiwn, obsesiynau (eg) chwiw -iau (eb)
obstetric	bydwreigol (ans) obstetrig (ans)
obstetrics	obstetreg (eb)
obstruction	rhwystr -au (eg) atalfa, atalfeydd (eb)
occipito-	ocsipito-
occipital	ocsipitol (ans) gwegilol (ans)
occiput	ocsipwt (eg) gwegil -au (eb/g)
occlusion	tagiad (eg) rhwystriad (eg)
occlusive	tagiadol (ans) rhwystrol (ans)
occult	argel (ans) cêl (ans) cudd (ans)
occupation	galwedigaeth (eb)

occupational
  o. disease
  o. health
  o. therapy
	galwedigaethol (ans)
	afiechyd galwedigaethol (eg)
	iechyd galwedigaethol (eg)
	triniaeth alwedigaethol (eb)

ocular	llygadol (ans) ocwlar (ans)
oculomotor	ocwlomotor (ans)
odontoid o. process	deintffurf (ans) cnepyn deintffurf (eg)
oedema	oedema (eg) dyfrchwydd (eg) dropsi (eg)
oesophageal	sefnigol (ans) oesoffagaidd (ans)
oesophagitis	llid y sefnig (eg) oesoffagitis (eg)

oesophagus	sefnig (eg) y llwnc (eg) oesoffagws (eg)
oestrogen	oestrogen -au (eg)
ointment	eli (eg) balm (eg)
olfactory	arogleuol (ans)
oligaemia	oligemia (eg) prinder gwaed (eg)
oligaemic	oligemig (ans)
oligomenorrhoea	oligomenoroea (eg) mislif prin (eg)
oliguria	oligwria (eg)
omental	omentol (ans)
omentum	omentwm (eg) bloneg y bol (eg)
onychiogryphosis	crafangedd (eg)
oophoritis	wfforitis (eg)
ooze	diferiad (eg) diferu (be)
operation	operasiwn, operasiynau (eg) triniaeth lawfeddygol (eb), triniaethau llawfeddygol (ell)
operative	operasiynol (ans)
ophthalmology	offthalmoleg (eb)
ophthalmoplegia	parlys llygadol (eg)
ophthalmoscope	offthalmosgôp (eg)
optic o. nerve	optig (ans) nerf optig (eb)
optics	opteg (eb)
optical	optegol (ans)
oral o. contraceptive	geneuol (ans) pilsen wrth-genhedlol (eb)
orbit	crau, creuau (eg) soced -au (eg)

orbital	creuol (ans)
	socedol (ans)
	orbitol (ans)
o. sinus	sinws orbitol (eg)
orchidopexy	ceillangori (eg)
	orcidopecsi (eg)
orchitis	orcitis (eg)
	llid y ceilliau (eg)
orgasm	anterth (eg)
	orgasm (eg)
	gwŷn (eg)
orgasmic	anterthol (ans)
	orgasmig (ans)
orthopaedic	orthopedig (ans)
orthopaedics	orthopedeg (eb)
ossicle	esgyrnyn, -nau (eq)
ossification	esgyrniad (eg)
osteitis	osteitis (eg)
o. deformans	<u>osteitis</u> <u>deformans</u> (clefyd Paget)
osteoarthritis	osteoarthritis (eg)
o., rheumatoid	osteoarthritis gwynegol (eg)
osteoarthropathy	osteoarthropathi (eg)
osteoarthrosis	osteoarthrosis (eg)
osteochondritis	osteocondritis (eg)
osteochondritis	osteocondritis (eg)
o. dessicans	<u>osteochondritis</u> <u>dessicans</u>
o. juvenilis	<u>osteochondritis</u> <u>juvenilis</u>
osteochondroma	osteocondroma (eg)
osteochondromatosis	osteocondromatosis (eg)
osteoclasis	osteoclasis (eg)
osteoclastoma	osteoclastoma (eg)
osteodystrophy	osteodystroffi (eg)
osteogenesis imperfecta	<u>osteogenesis</u> <u>imperfecta</u>
osteogenic	osteogenig (ans)
o. sarcoma	sarcoma osteogenig

osteoid	osteoid (ans/eg)
osteoma	osteoma, osteomâu (eg)
osteomalacia	esgyrn meddal (ell) osteomalacia (eg)
osteomyelitis	osteomyelitis (eg)
osteoperiostitis	osteoperiostitis (eg)
osteopetrosis	osteopetrosis (eg)
osteoporosis	osteoporosis (eg)
osteosarcoma	osteosarcoma (eg)
osteotomy	osteotomi (eg)
otalgia	otalgia (eg)
otitis media	clust dost (eb) llid y glustran ganol (eg) pigyn y glust (eg) otitis media
otitus externa	llid y glustran allanol (eg) otitis externa
otorrhoea	clustlif (eg) otoroea (eg)
otosclerosis	sglerosis y glust (eg) otosglerosis (eg)
ovarian	wyfaol (ans) ofaraidd (ans)
ovary	wyfa (eb) ofari, ofarïau (eg)
overall	troswisg, -oedd (eb)
oversecretion	gorsecretiad (eg)
oviduct	dwythell wyau (eb)
ovulate	bwrw wy (be)
ovulation	ofwliad (eg) bwrw wy
ovum	wy, -au (eg) ofwm, ofa (eg)
oxalic acid	asid ocsalig (eg)
oxygen	ocsigen (eg)

oxygenated blood	gwaed ocsigenedig (eg)
oxyhaemoglobin	ocsihaemoglobin (eg)
Pacemaker	rheoliadur (eg)
Pacinian corpuscle	corffilyn Pacini (eg)
paediatric	pediatrig (ans)
paediatrics	pediatreg (eb)
pain	poen -au (eb/g) gwayw (eg)
Pagets' disease	clefyd Paget (eg), _osteitis deformans_
palatal	taflodol (ans)

palate
  cleft p.
  hard p.
  soft p.
	taflod -ydd (y genau) (eb)
	taflod hollt, taflod dor (eb)
	taflod galed (eb)
	taflod feddal (eb)

pallid	piglwyd, llwyd (aidd) (ans) gwelw (ans)
palm	cledr, -au (eb)
palmar	cledrol (ans)
palpitation	dychlamiad -au (eg)
palsy	parlys, -au (eg)
pancarditis	pancarditis (eg)
pancreas	cefndedyn (eg) pancreas (eg)
pancreatic duct	dwythell y cefndedyn (eb) dwythell bancreatig (eb)
pancreatitis	llid y cefndedyn (eg) pancreatitis (eg)
pandemic	pandemig (eg/ans)
pant	dyhyfod (be) bod yn fyr ei gwynt/hanadl bod yn fyr ei wynt/anadl

panting	dyhyfod, byr ei (g)wynt (ans)
papilla	papila, papilâu (eg)
papillary	papilaidd (ans) tethennol (ans) didennol (ans)
papilloedema	chwyddi'r papila optig (eg) papiloedema (eg)
papilloma	papiloma, papilomâu (eg)
papule	crugyn, -nau (eg) ploryn -nod (eg) tosyn, tosau (eg)
paraesthesia	paresthesia (eg) pigau mân (ell
paralysed	parlysedig (ans)
paralysis	parlys, -au (eg)
paralysis agitans	clefyd Parkinson (eg) <u>paralysis</u> <u>agitans</u>
paralytic	parlysol (ans) parlysedig (eg)
paranoia	paranoia (eg)
paranoid	paranoiaidd (ans)
paraparesis	paraparesis (eg)
paraplegia	paraplegia (eg)
parasite	parasit, -au (eg)
parasitic	parasitig (ans)
parasympathetic	parasympathetig (ans)
parathyroid	parathyroid (eg)
paresis	paresis (eg)
parietal	parwydol (ans)
Parkinson's disease	clefyd Parkinson (eg) <u>paralysis</u> <u>agitans</u>
paronychia	paronycia (eg) ffelwm (eg) bystwn (eg) ewinor (eg)

parotid	parotid (ans)
p. duct	y ddwythell barotid (eb)
	dwythell y parotid (eb)
p. gland	y chwarren barotid (eb)
parotitis	parotitis (eg)
	llid y parotid (eg)
parturition	esgoriad (eg)
passive immunity	imwnedd goddefol (eg)
pasteurise	pasteureiddio (be)
pasteurisation	pasteureiddiad (eg)
patella	padell pen-glin (eb)
patency	agoredd (eg)
pathogen	pathogen, -au (eg)
pathogen(ic)	pathogenaidd (ans)
pathological	patholegol (ans)
pathology	patholeg (eb)
patient	claf, cleifion (eg)
peak flow rate	cyfradd anterth llif (eb)
pediculosis	pedicwlosis (eg)
	pla llau (eg)
pellagra	pelagra (eg)
pelvis	
(bone)	pelfis (eg)
(area)	ceudod pelfig (eg)
pelvic cavity	ceudod pelfig (eg)
pelvic girdle	gwregys pelfig (eg)
pemphigoid	llid pothelli (eg)
	pemffigoid (eg)
pemphigus	pemffigws (eg)
penetration	
	treiddiad, -au (eg)
penetrance (genetics)	
penicillin	penisilin (eg)
penile	pidynnol (ans)

penis	pidyn (eg)
	cala (eb)
	y gal (eb)
pentosuria	pentoswria (eg)
peptic	peptig (ans)
peptide	peptid, -au (eg)
perception	canfyddiad (eg)
	dirnadaeth (eb)
percolate	trylifo (be)
percussion	taro ar y frest/bol
perforate	trydyllu (be)
perforated	trydyllog (ans)
perforation	trydylliad, -au (eg)
	rhwygiad (eg) (am wlser)
perfuse	darlifo (be)
perfusion	darlifiad, -au (eg)
peri-	ogylch, peri-
pericardial cavity	ceudod pericardiol (eg)
pericardium	pericardiwm (eg)
peripheral	
vascular resistance	gwrthiant fasgwlar/gwaedbibellol
	amgantol (eg)
perinatal	amenedigol (ans)
perineal	gwerddyrol (ans)
	perineal (ans)
perineum	gwerddyr (eb)
	perinëwm (eg)
periostitis	periostitis (eg)
peripheral	amgantol (ans)
	ymylol (ans)
	ffiniol (ans)
p. vasoconstrictor	fasogyfyngydd amgantol (eg)
p. vasodilator	fasoymledydd amgantol (eg)
peristalsis	peristalsis (eg)
peristaltic	peristaltig (ans)

peritoneal	perfeddlennol (ans) peritoneaidd (ans)
peritoneum	perfeddlen -ni (eb) peritonewm (eg)
peritonitis	peritonitis (~a) llid y berfeddlen (eg)
pernicious	dinistriol (ans)
perseveration	gorailadrodd (be)
personality	personoliaeth, -au (eb)
(perspiration)	chwys (eg), (eb)
perspire	chwysu, (be)
pes cavus	troed c/gamiog (eg/b)
pes planus	fflatwadn (eb), pes planus
petit mal	petit mal
phagocyte	ffagoseit, -au (eg), ffagocyt, -au (eg)
phagocytic	ffagoseitig (ans) ffagocytig (ans)
pharmacy	fferyllfa, fferyllfeydd (eb)
pharmaceutical	fferyllol (ans)
pharmacopoiea	pharmacopoiea
pharyngeal p. cavity	ffaryngeal (ans) uwchlyncol (ans) ceudod y ffaryncs (eg)
pharyngitis	llid y ffaryncs (eg)
phenylketonuria	ffenylcetonwria (eg)
phimosis	blaengroen tyn (eg) ffimosis (eg)
phlebitis	fflebitis (eg)
phlebogram	fflebogram -au (eg)
phlebography	fflebograffeg (eb)
phlegm	crachboer (eg)
phobia	ffobia (eg)

photophobia	ffotoffobia (eg) hefyd: agoroffobia, clawstroffobia
photosensitisation	ffotosensitifedd (eg)
physiological	ffisiolegol (ans)
physiology	ffisioleg (eb)
physiotherapy	ffisiotherapi (eg)
phthisis	darfodedigaeth (eg) y pla gwyn (eg) y dic(i)áu (eg) twbercwlosis (eg)
pia mater	<u>pia</u> <u>mater</u>
pigment	pigment, -au (eg)
pigmentation pigment, to	pigmentiad (eg) pigmentu (be)
piles	gweler 'haemorrhoids'
pill	pilsen, -ni (eb)
pilonidal p. sinus	blewog (ans) nyth blew (eg) sinws blewog (eg)
pimple	pigodyn -nau (eg) ploryn, plorod (eg) tosyn, tosau (eg)
pineal (body)	y corffyn pineol (eg)
pins and needles	pinnau bach/mân (ell)
pituitary (gland)	y chwarren bitwidol (eb)
pivot joint	cymal pifod (eg)
placebo	bodlonydd (eg) placebo (eg) cyffur bodlonol (eg)
placenta	brych -od (eg) placenta (eg)
p. praevia retained p.	brych-blaen (eg), <u>placenta</u> <u>praevia</u> ôl-frych (eg)
placental	brychol (ans) placentol (ans)
plague	pla, plâu (eg) haint y nodau (eb)

plantar	gwadnol (ans)
plasma	plasma (eg)
p. cell	plasma-gell (eb)
p. cell myelom a	myeloma plasmagellog (eg)
Plaster (of Paris)	plastr Paris (eg)
	cymrwd, cymrydau (eg)
plaster, sticking	plastr gludiog (eg)
platelet	platen, -nau (eb)
plethora	gormodedd (eg)
plethoric	gwritgoch (ans)
pleura	eisbilen -ni (eb)
	pilen yr ysgyfaint (eb)
pleural	eisbilennol (ans)
	plewrol (ans)
pleurisy	plewrisi (eg)
	eisglwyf (eg)
pleuritic	plewritig (ans)
pleuritis	llid y plewra (eg)
	plewritis (eg)
pleurodynia	eisboen (eg)
	plewrodynia (eg)
plexus	rhwydwaith (eg)
pneumoconiosis	newmoconiosis (eg)
	llwch y glo (eg)
pneumonia	newmonia (eg)
	llid yr ysgyfaint (eg)
pneumothorax	gwyntafell -au (eb)
	newmothoracs (eg)
poison	gwenwyn (´a)
poison(ing)	gwenwyniad (⌒q)
poisonous	gwenwynol (ans)
poliomyelitis	poliomyelitis (eg)
polyarthritis	polyarthritis (eg)
polycystic	amlgodennog (ans)

polycyth(a)emia	gwaed gorgellog (eg) polycythemia (eg) gorwaededd (eg)
polydactyly	amlfysedd (~q) polydactyledd (eg)
polyhydramnios	polyhydramnios (eg)
polyp	polyp, -au (eg)
polyposis	polypedd (eg) polyposis (eg)
popliteal p. fossa	cameddol (ans) cam y gar, camau'r garau (eg)
pore	mandwll, mandyllau (eg)
porphyria	porffyria (eg)

portal
  p. fissure
  p. vein
	porthol (ans)
	yr agen borthol (eb)
	yr wythĩen borthol (eb)

postero -	postero -, -ôl
posterolateral sclerosis	sglerosis posterolateral (eg), sglerosis ôl-ochrol (eg)
postnatal p. psychosis	ôl-esgor (ans) gorffwylledd ôl-esgor (eg)
postneonatal	ôl-newyddanedig (ans)
postoperative	ôl-driniaethol (ans)
post perfusion	ôl-ddarlifiad (eg)
postprandial	ôl-brydol (ans)
posture	ymddaliad (eg) ystum (eg) osgo (eg)
postural p. hypotension	ymddaliadol (ans) ystumiol (ans) isbwysedd ymddaliadol/ystumiol (eg)
potentiate	grymuso (be)
poultice	sugaethan (eg) powltis (eg)
powder	powdr, powdrau (eg)
practise, to	meddyga (be)

precipitin	precipitin, -au (eg)
precipitate	gwaddod, -ion (eg) gwaddodi (be)
precipitation	gwaddodiad (eg)
preconvalescence	cynarwelliad (eg)
pre-eclampsia	cyneclampsia (eg)
pregnancy	beichiogrwydd (eg)
premature	annhymig (ans) cynamserol (ans)
prematurity	cynamseredd (eg)
premedication	rhagfoddion (eg)
premenstrual p. tension	rhagfislifol (ans) tyndra rhagfislifol (eg)
premolar	cilddant blaen (eg)
premorbid	cynforbid (ans)
prenatal	cynesgor (ans)
prepatellar	arbadellog (ans)
prepuce	blaengroen (eg)
preputial	blaengroenol (ans)
prescribe	rhagnodi (be)
prescribed	i. rhagnodedig (ans) ii. penodedig (ans) e.e. mewn dull penodedig
prescription	rhagnodyn, rhagnodiadau (eg)
pressure	gwasgedd, -au (eg) OND 'pwysedd gwaed' bob amser
prevalence	cyffredinolrwydd (eg)
prevalent	cyffredin (ans)
preventive p. medicine	ataliol (ans) meddygaeth ataliol/warchodol (eb)
primagravida	primagravida

primary	cynradd (ans)
	primaidd (ans)
	sylfaenol (ans)
p. tumour	tyfiant gwreiddiol (eg)
primate	deudroedolyn, deudroedolion (eg)
probe	stilydd, -ion (eg),
	profiedydd, -ion (eg)
process (bone)	cambwl, cambylau (eg)
procidentia	disgyniad (y groth) (eg)
progesterone	progesterôn (eg)
prolapse	dygwympiad (eg)
	llithriad (y groth) eg
proliferation	amlhad (eg)
proliferate	amlhau (eb)
prophylactic	proffylactig (ans)
	clwyrwystrol (ans)
prophylaxis	proffylacsis (eg)
	clwyrwystriad (eg)
prostate gland	chwarren brostad (eb)
prostatic	prostadol (ans)
prostatitis	llid y prostad (eg)
	prostatitis (eg)
prosthesis	prosthesis (eg)
prosthetig	prosthetig (ans)
protein	protein -au (eg)
	prodin -au (eg)
protein, 1st class	protein cyflawn (eg)
protein, 2nd class	protein anghyflawn (eg)
proteolytic	proteolytig (ans)
p. enzyme	ensym proteolytig (eg)
proximal	penagosaf (ans)
	procsimal (ans)
p. convoluted tubule	y tiwbyn arennol penagosaf (eg)
pruritus	ysfa (eb), cosi (be)
pseudarthrosis	ffug-gymal (eg)
pseudo-	ffug-

psittacosis	clefyd y parot (eg)
psoas p. abscess	soas (eg) cornwyd soas, cornwyd y soas (eg)
psoriasis	cengroen (eg) soriasis (eg)
psychiatric	seiciatregol (ans)
psychiatry	seiciatreg (eb)
psychoanalysis psychoanalyse, to	seicdreiddiaeth (eb) seicdreiddio (be)
psychogenic	seicdarddol (ans)
psychology	seicoleg (eb)
psychomotor	seicomotor (ans)

psychosis
  involutional p.
  post natal p.
	gorffwylledd (eg), seicosis (eg)
	gorffwylledd edwinol (ɑ)
	gorffwylledd ôl-esgor (eg)

psychosexual	seicorywiol (ans)
psychosocial	seicogymdeithasol (ans)
psychosomatic	seicosomatig (ans)
psychotropic	seicotropig (ans)
ptosis	amran-gwymp (eg), <u>ptosis</u>
ptyaliṇ	tyalin (eg)
puberty	glasoed (eg)
pubes	cedor (ell)
pubic	cedorol (ans)
pubic bone p. hair	asgwrn yr arffed (eg) blew'r arffed (ell)
pubis	gwerddyr (eb) pwbis (eg)
puerperium	ôl-esgor (eg)

puerperal
  p. depression
  p. fever
	ôl-esgorol (ans)
	iselder/pruddglwyf ôl-esgor (eg)
	twymyn ôl-esgor (eb)

pulmonary	ysgyfeiniol (ans) yr ysgyfaint

pulp cavity (tooth)	ceudod y bywyn (eg)
pulp space infection	haint pen bys (eb)
pulsation	curiadedd (eg)
pulse	curiad y galon (eg)
pupil	cannwyll y llygad (eb)
pupillary	canhwyllol (ans)
purgative	carthydd, -ion (eg)
purity (bact.)	puredd (eg)
purpura	purpura, pwrpwra (eg) manwaediad, -au (eg)
purpuric	pwrpwrig (ans) manwaediadol (ans)
purulent	crawnog (ans) llinorog (ans) gorllyd (ans)
pus	crawn (eg) llinor (eg) gôr (eg)
pustular	crawnog (ans) llinorog (ans)
pustule	llinoryn, llinorod (eg)
putrefaction	madredd (eg)
putrefy	madru (be) pydru (be)
putrefying bacteria	bacteria madru (ell)
pyaemia	pyaemia (eg)
pyelitis	pyelitis (eg)
pyelogram	pyelogram, -au (eg)
pyelonephritis	pyeloneffritis (eg)
pyloric	pylorig (ans)
pylorospasm	pylorosbasm (eg)
pylorus	pylorws (eg)
pyogenic	crawndarddol (ans)

pyorrhoea	pyorea (eg) llid y gorchfannau (eg)
pyrexia	gwres (eg) poethder (eg)
pyrexial	poeth (ans)
pyruvic acid	asid pyrwfig (eg)
Q fever	twymyn Q (eb)
quadriplegic	parlys pedwar aelod (eg), <u>quadriplegia</u>
quadruplet	pedrybled, -au (eg)
quarantine	neilltuaeth (eg)
quadriceps	cwadriceps (eg)
quickening	bywiocáu (be)
quinsy	ysbinagl (eg) cwinsi (eg) mynyglog (eg)
Rabid	cynddeiriog (ans)
rabies	y gynddaredd (eb)
racial	hiliol (ans)
rachitic	llechog (ans)
radial	rheiddiol (ans)
radiate	i. rheiddio (be) ii. pelydru (be)
radiation r. sickness	pelydriad -au (eg) gwaeledd pelydriad (eg)
radiculitis	radicwlitis (eg)
radioactive	ymbelydrol (ans)
radioactivity	ymbelydredd (eg)
radiology	radioleg (eb)

radiological	radiolegol (ans)
radionecrosis	radionychiant (eg)
radiotherapi	radiotherapi (eg)
radius	i. radiws/rhaidd y fraich (eg) ii. radiws, radii (eg)
rape	trais (rhywiol) (eg) treisio (be)
rarefaction	teneuad (eg)
rash	brech, -au (eb) croen-gawod (eb)
reaction	adwaith, adweithiau (eg)
reactive	adweithiol (ans)
receptacle	llestr, -i (eg) padell, pedyll (eb) dysgl -au (eb)
receptionist	croesawydd, -ion (eg) croesawes, -au (eb)
receptor r. site	derbynnydd, derbynyddion (eg) derbynle (eg)
recessive r. factors	enciliol (ans) encil (ans) ffactorau encil (ell)
rectal	rhefrol (ans) rectol (ans)
rectocele	rhefrgoden, rhefrgodau (eb)
rectovaginal	rhefrweiniol (ans)
rectovesical	rhefryswigol (ans)
rectum	rhefr (eg) rectwm (eg)
recurrence	dychweliad, -au (eg) eildro (eg)
recurrent	dychweliadol (ans)
red blood cell	cell goch y gwaed (eb) celloedd coch y gwaed (ell)
red blood corpuscle	corffilyn coch y gwaed (eg) corffilod coch y gwaed (ell)
red blood cell count	cyfrifiad celloedd coch y gwaed (eg)

reflex	atgyrch, -au (eg)
	atgyrchol (ans)
r. action	gweithred atgyrch (eb)
r., conditioned	atgyrch cyflyredig (eg)
reflux	adlifiad, -au (eg)
	adlifol (ans)
	adlifo (be)
refract (eye testing)	profi'r golwg (be)
refraction (eye test)	prawf golwg (eg)
refractory period (nerve impulse)	cyfnod diddigwydd (eg)
refrigerator	oergell, -oedd (eb)
refrigerated (sample)	(sampl) rheweiddiedig (ans)
regenerate	adfywhau (be)
	atgynhyrchu (be)
regeneration	adfywhad (eg)
	atgynhyrchiad (eg)
regenerative	adfywiol (ans)
	atgynhyrchiol (ans)
regurgitation	dadlynciad -au (eg)
rehabilitate	adfer (be)
rehabilitation	adferiad (eg)
rejection	ymwrthiant (eg)
relapse	ail-bwl (eg)
	atglafychiad (eg)
relapse, to,	dioddef/cael ail bwl o...
	atglafychu (be)
relapsing	ailbylog (ans)
	atglafychol (ans)
remission	gwellhad ysbeidiol (eg)
renal	arennol (ans)
r. calculus	maen tostedd (eg)
	carreg yr aren (eb)
repair	atgyweirio (be)
	atgyweiriad, -au (eg)
replace	amnewid (be)
reproduce	atgynhyrchu (be)
	epilio (be)

reproduction	atgynhyrchiad (eg) epiliad (eg)
reproductive organs	organau atgynhyrchu/atgenhedlu (eb)
resect	echdorri (be)
resection	echdoriad, -au (eg)
resistance	gwrthiant (eg) ymwrthedd (eg)
resistant	gwrthiannol (ans)
resorb	adsugno (be)
resorption	adsugnad (eg)
respiration	resbiradaeth (eb)
respirator	peiriant anadlu (eg)
respiratory	resbiradol (ans anadliadol (ans)
respiratory distress	anhawster/trafferth anadlu, byrwyntedd (eg)
response	ymateb, -ion (eg)
retching	cyfogi gwag (be)
retention r. of urine	dargadwedd (eg) ataliad dŵr (eg)
reticulocyte	reticwloseit, -au (eg) reticwlocyt, -au (eg)
reticulo-endothelial system	system reticwlo-endothelaidd (eb)
rheumatoid	gwynegol (ans)
rhinitis	llid y ffroenau (eg)
rhinophyma	cawrdrwyn (eg) rhinoffyma (eg)
rhinorrhoea	ffroenlif (eg)
rib r. cage	asen, -nau (eb), ais (ell) cawell asennau (eg) y byrrais (ell)
riboflavine	ribofflafin (eg)
rickets	y llech (eb)

rigid	anhyblyg (ans)
	anystwyth (ans)
rigidity	anhyblygrwydd (eg)
	anystwythder (eg)
rigor	rigor (eg)
rigor mortis	<u>rigor mortis</u>
rodent infestation	pla cnofilod (eg)
rodent ulcer	briw difaol (eg)
	dafad wyllt (eb)
rods and cones	rhodenni a chonau (ell)
root	gwreiddyn, gwreiddiau (eg)
motor r.	gwreiddyn echdygol (eg)
rosacea	acne rhosynnaidd (eg)
rotation	cylchdro, -adau (eg)
Rubella	y frech Almaenig (eh)
	rwbela (eg)
rudiment	elfen, -nau (eb)
rudimentary	elfennol (ans)
rupture	rhwyg, -iadau (eg)
	i. rhwygo (be)
	ii. gweler 'hernia'
Sac	coden, -ni (eb)
saccule, sacculus	codenyn, -nau (eg)
	sacwlws, sacwli (eg)
saccharin	sacarin (eg)
sacrum	crwper (eg)
	sacrwm (eg)
sacral	crwperol (ans)
	y sacrwm
s. vertebrae	fertebrau'r sacrwm (ell)
sacro-iliac	sacro-iliag (ans)
sadism	sadistiaeth (eg)
sadist	sadydd, -ion (eg)

saline	heli (eg) halwynog (ans)
salinity	halwynedd (eg)
saliva	salifa (eg) poer (eg) glafoerion (ell)
salivary	salifaidd (ans) glafoerol (ans)
salivate	salifo (be) glafoerio (be)
salpingitis	salpingitis (eg)
salpingo-oophoritis	salpingo-wfforitis (eg)
salt	i. halen (NaCl) ii. halwyn -au (eg)
sample	sampl, -au (eb)
sanitary	iechydol (ans)
sanitation	iechydaeth (eb)
saphenous	saffenig (ans)
sarcoid	sarcoid (eg), sarcoid (ans)
sarcoidosis	sarcoidedd (eg)
sarcoma	sarcoma (eg)
saturate	dirlenwi, hydrwytho (be)
saturated s. fatty acid	dirlawn (ans) asid brasterog dirlawn (eg)
saturation	dirlawnder (eg)
scabies	y crafu
scald	sgaldiad, -au (eg) sgaldanu, sgaldian (be)
scale	i. cen, -nau (eg) ii. graddfa, graddfeydd (eb)
scalpel	fflaim, ffleimiau (eb)
scan	corfannu (be)
scanning	corfaniad, -au (eg)

scanner	corfannydd (eg)
scaphoid	badffurf (ans) sgaffoid (ans) e.e. asgwrn badffurf
scapula	padell yr ysgwydd (eb) sgapwla (eg)
scapular	... y sgapwla
scar	craith, creithiau (eb)
scarlatina	sgarlatina (eg) eirosglwyf (eg)
scarlet fever	y dwymyn goch (eb) y clefyd coch (eg)
schizoid	sgitsoid (ans)
schizophrenia	sgitsoffrenia (eg)
schizophrenic	sgitsoffrenig (ans)
sciatica	gwynegon y glun (eg)
sciatic	clunol (ans), ... y glun
scissors	siswrn, sisyrnau (eg)
sclera	sglera (eg)
scleritis	llid y sglera (eg)
scleroderma	sgleroderma (eg)
sclerosis	sglerosis (eg)
sclerotic	sglerotig (ans)
scoliosis	sgoliosis (eg) gwargamedd (eg)
scoliotic	sgoliotig (ans) gwargam (ans)
scorbutic	sgorbwtig (ans) llyglyd (ans)
screen	ysgrîn (eb) sgrin (eb) ysgrinio (be)
screening	ysgriniad, -au (eg)

scrofula	manwynau (eg) clefyd y Brenin (eg) sgroffwla (eg)
scrofulous	manwynog (ans)
scrotal	ceillgydol (ans)
scrotum	ceillgwd, ceillgydau (eg) sgrotwm (eg)
scurvy	y llwg (eg) y sgyrfi (eg) y clefri poeth (eg)
sebaceous s. gland	swyfaidd (ans) chwarren sebwm (eb)
seborrhoea	seimlif (eg)
seborrhoeic	seimlifol (ans)
secondary	eilradd/eilaidd (ans)
secrete	secretu, rhinio (be)
secretion	secretiad (eg) rhiniad (eg)
sedative	lliniarydd -ion (eg)
sediment	gwaddod -au (eg) gwaddodi (be)
sedimentation erythrocyte s. rate	gwaddodiad (eg) gwaelodi (be) cyfradd gwaelodi'r erythrocytau
segmentation	segmentiad (eg)
seizure	trawiad -au (eg) strôc (eb)
self-poisoning	hunanwenwyniad -au (eg) hunanwenwyno (be)
semen	hadlif (eg) semen (eg)
semicircular canals	camlesi'r glust (ell)
semilunar cartilage	cartilag cilgant (y pen-glin) (eg)
seminal	semenaidd (ans)
seminal vesicle	chwysigen yr hadlif (eb) fesigl semenaidd (eg)

seminoma	seminoma (eg)
senile	henaidd (ans) oedrannus (ans)
senile dementia	gorddryswch heneiddio (eg)
senility	heneiddiad (eg)
sensation	teimlad, -au (eg)
sense	synnwyr, synhwyrau (eg)
sensitive	teimladol (ans) hydeiml (ans)
sensitivity	teimladrwydd (eg) sensitifedd (eg) hydeimledd (eg)
sensory s. nerf	synhwyraidd (ans) nerf synhwyraidd/synhwyro (eb)
sepsis	sepsis (eb)
septic	septig (ans)
septicaemia	septisemia (eg)
septum	gwahanfur, -iau (eg) parwyden, -nau (eb)
serology	seroleg (eb)
serous	serws (ans)
serum	serwm, sera (eg)

sex
  s. chromosomes
  s. linkage
  s. linked
	rhyw, -iau (eg)
	cromosomau rhyw (ell)
	cysylltedd rhyw (eg)
	rhyw-gysylltiedig (ans)

sexual
  s. deviation
  s. frigidity
  s. impotence
  s. intercourse
	rhywiol (ans)
	gwyriad rhywiol (eg)
	oerni rhywiol (eg)
	analluedd rhywiol (eg)
	cyfathrach rywiol (eb)

shin	crimog, -au (eb)
shingles	yr eryr (eg)
shiver	cryndod -au (eg) rhyndod (eg)
shock	ysgytwad -au (eg) sioc (eg) (cyflwr)

short wave diathermy	diathermi ton-fer (eg)
shoulder	ysgwydd, -au (eb)
sib, sibling	sibling, -au (eg)
sick	gwael (ans) tost (ans) sâl (ans) claf (ans) gw. hefyd 'vomit'
side effect	sgil-effaith, sgil-effeithiau (eb)
siderosis	siderosis (eg)
sight long/short s.	golwg (eg) golwg hir/byr (eg)
sigmoid	sigmoid (ans)
sign	arwydd, -ion (eg)
silastic	silastig (ans)
silicosis	clefyd y llwch (eg) llwch y garreg (eg) silicosis (eg)
sinogram	sinogram (eg)
sinography	sinograffaeth (eg)
sinew (ligament)	gewyn, -nau (eg), giewyn, gîau (eg)
sinewy (ligamentous)	gewynnol (ans)
sinus	sinws, sinysau (eg)
sinusitis	sinwsitis (eg)
sinusoid	sinwsoid (ans)
skelton axial s.	ysgerbwd, ysgerbydau (eg) ysgerbwd echelinol (eg)
skin	croen, crwyn (eg)
skull	penglog -au (eb)
sleep	cwsg (eg) cysgu (be)
sleeping s. sickness	ynghwsg clefyd cysgu (eg) hun-glwyf (eg)

sling	sling (eg)
slipped epiphysis	llithriad epiffysis (eg)
small intestine	perfeddyn bach, perfeddion bach (eg)
smallpox	y frech wen (eb)
smoking	ysmygu (be)
snapping finger	bys clec(ian) (eg)
snapping hip	clun glecian (eb)
snapping jaw	gên glecian (eb)
sneeze	tisian (be) trwsian (be) taro untrew (be)
sniff	ffroeni (be) ffroeniad (eg)
glue (solvent) sniffing	ffroeni toddydd(ion) (be)
socket	i. twll, tyllau (eg) (llygad) ii. crau, creuau (eg) (cymal)
soft tissue	meinwe meddal (eg), cnodwe meddal (eg)
sole	gwadn, -au (eg)
soluble	toddadwy, hydawdd (ans)
solubility	hydoddedd (eg)
solution aqueous s. oily s.	toddiant, toddiannau (eg) toddiant dŵr (eg) toddiant olew (eg)
sore	dolur, -iau (eg) briw -iau (eg) (gw. hefyd 'sore throat')
spasm	sbasm -au (eg) cramp -iau (eg)
spastic	sbastig (ans)
spasticity	sbastigedd (eg)
speech s. disorder	lleferydd (eg) nam ar y lleferydd
sperm	sberm, -au (eg) had -au (eg)

spermatic	spermtatig (ans) hadol (ans)
spermatocele	coden had (eb)
spermatogenesis	sbermatogenesis (eg)
spermicidal	sbermleiddiol (ans)
spermocyte	sbermoseit -iau (eg) sbermocyt -au (eg)
sphincter	sffincter -au (eg)
spinal	sbinol (ans) colofnol (ans) madruddol (ans)
s. nerve	nerf yr asgwrn cefn (eb)
spinal cord	madruddyn y cefn (eg)
spinal stenosis	culhad/stenosis sbinol (eg)
spinal reflex	atgyrch sbinol (eg)
spine	asgwrn y cefn (eg)
spleen	dueg (eb) poten ludw (eb)
splenic	duegol (ans)
splenomegaly	dueg fawr (eb) sblenomegali (eg)
splint	sblint -iau (eg) dellten, delltenni (eb)
splinter	ysgyren, ysgyrion (eb)
spondylitis	sbondylitis (eg)
spondylosis	sbondylosis (eg)
sporadic	achlysurol (ans) ysbeidiol (ans)
sprain	ysigiad -au (eg) ysigo (be)
spray	i. chwistrelliad, -au (eg) ii. chwistrellydd, -ion (eg) (offeryn)
sprue	sbriw (eg)
sputum	crachboer (eg)
squamous	cennog (ans)

squint	llygatgroes (ans)
'he has a s.'	'mae'n llygatgroes'
stab	i. gwaniad (eg)
	ii. trywanu (ymosodiad) (be)
stable	sefydlog (ans)
stability	sefydlogrwydd (eg)
stammer	atal dweud (be)
stare	rhythu (be)
	llygadrythu (be)
starvation	newyn (eg)
steatorrhoea	semred (eg)
	<u>steatorrhoea</u>
stenosis	culhad (eg)
	<u>stenosis</u>
stenotic	culhaol (ans)
	stenotig (ans)
stercolith	tomgarreg (eb)
sterile (bact.)	steryll (ans)
sterile (reprod.)	diepil (ans)
	anffrwythlon (ans)
sterility (bact.)	sterylledd (eg)
sterility (reprod.)	diepiledd (eg) anffrwythlonedd (~q)
sterilize (bact.)	steryllu (be)
sterilize (reprod.)	diffrwythloni (be)
sternal	sternol (ans)
sternum	sternwm (eg)
steroid	steroid, -au (eg)
sterol	sterol, -au (eg)
stertorous	
(breathing)	chwyrnog (wrth anadlu) (ans)
stethoscope	stethosgôp, stethosgopau (eg)
	corn meddyg (eg)
s., to use a	cornio (be)
still-birth	marw-enedigaeth -au (eb)

still-born	marw-anedig (ans)
stimulant	symbylydd -ion (eg)
stimulate	symbylu (be)
stimulus	symbyliad, -au (eg)
sting	colyn, (eg)
	colynnu (be)
	pigo (be)
	brathu (be)
stitch	i. pwyth, -au (eg)
	ii. pigyn yn yr ochr
stoma	stoma (eg)
stomium	stomiwm (eg)
stomach	cylla (eg), stumog (eb)
stomal	stomal (ans)
stomatitis	llid y genau (eg)
	stomatitis (eg)
stone	carreg (eb)
stool	ymgarthion (ell)
	carthion (ell)
store	ystorfa, ystorfeydd (eb)
strabismus	llygatgroes (ans)
straight-leg-raising test	prawf uniongoes (eg)
strain	i. ysigiad -au (eg)
	straen (eg)
	ysigo (be)
	ii. hidlo (be)
strangulated	tagedig (ans)
strangulation	tagiad, -au (eg)
strangury	tostedd (eg)
	troethgur (eg)
stress	straen (eq)
	gorwasg (eg)
s. fracture	torasgwrn gorwasg (eg)
s. incontinence	troethiad gorwasg (eg)
stretcher	cludydd (eg)
	cludwely (eg)
striae	rhychau (ell)

stricture	culfan (eb/g)
stroke	trawiad, -au (eg) strôc (eb)
stupor	syrthni (eg)
stutter he/she stutters	atal dweud (be) mae atal dweud arno/arni
stye	llefrithen, -od (eb) llefelyn, -od (eg)
subacute	isdost (ans) lledlym (ans)
s.combined degeneration	y dirywiad cyfunol isdost/lledlym (eg)
subcostal	tanasennol (ans)
sub-culture	isfeithriniad, -au (eg) isfeithrin (be)
sublingual	isdafodol (ans)
subluxation	lled-ddatgymaliad -au (eg)
submandibular	isfandiblaidd (ans) isgernol (ans)
submaxillary	isfacsilaidd (ans)
subphrenic	tanlengigol (ans)
subungual s. haematoma	tanewinol (ans) ewin du (eg)
suckle	rhoi bron (be)
sucrose	swcros (eg)
sudorific	chwysbeiriol (ans)
suffocate	mygu (be) mogi (be)
suffocation	mogfa (eb) mygfa (eb)
suicidal	hunanleiddiol (ans)
suicide	hunanladdiad (eg)
sulcus	rhych -au (eb) swlcws, swlci (eg)
sunburn	llosg haul (eg)

superior vena cava	y wythïen fawr uchaf (eb) _superior_ _vena_ _cava_
supplement (food)	adchwanegyn, adchwanegion (eg)
suppression (urine)	llethiad dŵr/wrin
supraorbital	uwchael (ans)
suprapharyngeal	uwchffaryngeal (ans)
suprarenal	uwcharennol (ans)
supratentorial	uwchdentoraidd (ans)
surgery	i. meddygfa (eb) ii. llawfeddygaeth (eb)
survival s. rate	goroesiad, -au (eg) cyfradd goroesi (eg)
survive	goroesi (be)
suture s. line	i. pwyth, -au (eg) ii. asiad, -au (eg) (am esgyrn) llinell bwytho (eb)
sweat	chwys (eg) chwysu (be)
sweating	chwysu
swelling	chwydd (eg) chwyddo (be)
symmetrical	cymesur (ans)
sympathetic s. nervous system	ymatebol (ans) sympathetig (ans) cyfundrefn/system nerfol ymatebol (eb)
symptom	symptom, -au (eg)
syncope	llesmair, llesmeiriau (eg) llewyg, -on (eg)
syndactyly	clymfysedd (eg)
syndrome	syndrôm, -au (eg)
synostosis	synostosis (eg)
synovectomy	trychiad synofaidd (eg) synofectomi (eg)
synovia	synofia (eg)

synovial	synofaidd (ans)
s. chondromatosis	condromatosis synofaidd (eg)
s. sarcoma	sarcoma synofaidd (eg)
synovioma	synofioma (eg)
syphilis	siffilis (eg)
	poethglwyf (eg)
	y clefyd gwenerol (eg)
syphilitic	siffilitig (ans)
syringe	chwistrell, -au, -i (eb)
syringomyelia	syringomyelia (eg)
system	cyfundrefn -au (eb)
	system -au (eb)
e.e. excretory s.	cyfundrefn ysgarthu
systole	systole (eg)
	cyfangiad y galon (eg)
Tabes dorsalis	_tabes dorsalis_
tabetic	tabetig (ans)
tactile	cyffyrddol (ans)
tachycardia	chwimguriad (eg)
talipes	troed c/glwb (eg/b)
	troed c/glap (eg/b)
t. equino valgus	troed echdro (eg/b)
t. equino varus	troed m/fewndro (eg/b)
tamponade	tamponâd, tamponadau (eg)
tarsal	tarsol (ans)
tarsus	tarsws (eg)
taste	blas (eg)
	blasu (be)
taste bud(s)	blasbwynt, -iau (e-)
tear duct	dwythell ddagrau (eb)
teething	torri dannedd
telangiectasia	telangiectasia (eg)
telepathy	telepathi (eg)

temperature	tymheredd (eg)
temple	arlais, arleisiau (eb)
temporal	arleisiol (ans)
t. lobe	llabed yr arlais (eb)
tendinitis	tendinitis (eg)
tendon	tendon, -au (eg)
t. sheath	gwain y tendon (eb)
tenesmus	tenesmws (eg)
tenosynovitis	tenosynofitis (eg)
tenovaginitis	tenofaginitis (eg)
t. stenosans	tenofaginitis stenosans
tension	tyndra (eg)
term (pregnancy)	tymp (eg)
test	prawf, profion (eg)
test tube	tiwb prawf (eg), tiwbiau prawf (ell)
testicle	caill, ceilliau (eb)
testicular	ceilliol (ans)
testis	caill, ceilliau (eb)
testosterone	testosterôn (eg)
tetanus	tetanws (eg)
	gên-glo (eb)
tetany	tetanedd (eg)
therapeutic	triniaethol, therapiwtig (ans)
therapy	triniaeth, -au (eb)
	therapi, therapïau (^b)
thermometer	thermomedr, -au (eg)
	gwresfesurydd, -ion (eg)
thiamine (aneurine, vitamin B,)	thiamin (eg)
thigh	morddwyd, -ydd (eb)
thoracic	afellaidd (ans)
	thorasig (ans)
thorax	afell (eb), thoracs (eg)

throat	gwddf (eg)
	llwnc (eg)
t., sore	llwnc tost (eg)
	dolur gwddf (eg)
thrombocytopenia	thrombocytopenia (eg)
thrombophlebitis	thrombofflebitis (eg)
thrombosis	thrombosis (eg)
	tolcheniad (eg)
thrombotic	thrombotig (ans)
	tolchennol (ans)
thrombus	tolchen -ni (eb)
	thrombws (eg)
thrush	llindag (eg)
thumb	bawd, bodiau (eg/b)
thymus	thymws (eg)
thyroglobulin	thyroglobwlin (eg)
thyroid	thyroid (eg)
thyroidectomy	codi'r thyroid
	thyroidectomi (eg)
thyroiditis	llid y thyroid (eg)
thyrotoxicosis	thyrotocsicosis (eg)
	gorthyroidedd (eg)
thyroxin	thyrocsin (⌢⌣)
tibia	crimog, -au (eb)
tidal air/volume	awyr/cyfaint g/cyfnewid (eb/g)
tincture	trwyth, -i (eg)
	tentur (eg)
tinea	tinea (eg)
t. capitis	tinea capitis
t. circinata	tinea circinata
t. cruris	tinea cruris
t. pedis	tinea pedis
tinnitus	tinitus (eg)
tire	blino (be)
tiredness	blinder (eg)

tissue	meinwe, -oedd (eb) cnodwe -oedd (eb)
tissue fluid	hylif meinweol/cnodweol (eg)
toe big t.	bys y troed (eg) bawd y troed (eb/g)
toleration	goddefedd (eg) [hefyd, 'tolerance' (immun.)]
tomogram	tomogram -au (eg)
tomography	tomograffeg (eb)
tongue	tafod, -au (eb)
tonicity (muscle)	tohedd (ʰyr) (ɑ)
tonic	i. toneddol (ans) ii. tonic (eg) (moddion)
tonsil	tonsil, -au (eg)
tonsillar	tonsilar (ans)
tonsillitis	tonsilitis (eg)
tooth	dant, dannedd (eg)

tooth, canine, eye
  t. incisor
  t. milk
  t. molar
 	
  t. wisdom
	dant llygad (eg)
	blaenddant (eg)
	dant sugno (eg)
	cilddant (eg)
	bochddant (eg)
	molar (eg)
	cefnddant (eg)
	dant helbul (eg)

toothache	y ddanoedd (eb)
topical	argroenol (ans)
torniquet	rhwymyn tynhau (ᵉg) <u>torniquet</u>

torsion
 	
  t. of intestine
  t. of testis
	dirdro (eg)
	dirdroad (eg)
	dirdro'r perfedd (eg)
	trogaill (eb)

torticollis	pengamedd (eg)
total replacement	amnewid cyfan (be)
touch	cyffyrddiad (eg)
toxaemia	tocsemia (eg)

toxic	gwenwynol (ans) tocsig (ans)
toxicity	tocsinedd (eg)
toxin	tocsin (eg)
toxoid	tocsoid, -au (eg)
toxoplasmosis	tocsoplasmedd (eg)
trachea	tracea (eg) breuant (eg) y bibell wynt (eb)
tracheal	traceol (ans) breuannol (ans)
tracheitis	traceitis (eg), llid y breuant (eg)
tracheostomy	traceostomi (eg)
traction	hydyniad, hirdyniad (eg) hydynnu, hirdynnu (be)
trance	perlewyg, -on (eg)
tranquil(l)iser	tawelydd, -ion (eg)
transducer	trawsddwythydd (eg)
transferrin	transfferin (eg) trawsfferin (eg)
transfuse	trallwyso (be)
transfusion	trallwysiad, -au (eg)
transmission	trosglwyddiad -au (eg)
transplant	trawsblannu (be) trawsblaniad, -au (eg)
transpose	trawsddodi, trawsosod (be)
transposition	trawsddodiad, -au (eg) trawsosodiad, -au (eg)
transvestism	trawsymddilladu (be)
transvestite	trawsymddilledydd -ion (eg)
trauma	trawma (eg) anaf (eg) archoll (eb/g)
traumatic	trawmatig (ans)

treatment	triniaeth, -au (eb)
tremor intention t.	cryndod, -au (eg) cryndod bwriad
triceps	cyhyryn triphen (eg)
tricuspid	teirlen (ans) e.e. y falf deirlen (eb)
tricyclic t. anti-depressant	trichylchol (ans) gwrthiselydd trichylchol (eg)
trigeminal	trigeminol (ans)
trigger finger	bys clicied (eg)
trigger thumb	bawd clicied (eg)
trigone	trigôn, trigonau (eg)
trigonitis	trigonitis (eg)
triplet	tribled -i (eg)
trismus	genglo (eb) trismws (eg)
trocar	trocar (eg)
trochlear nerve	nerf drochlear (eb)
trophic	troffig (ans)
tropical	trofannol (ans)
tubal t. ligation	pibennol (ans) clymu'r biben
tube	tiwb, -iau (eg) piben -ni, (eb)
tuberculosis	darfodedigaeth (eb) twbercwlosis (eg) y pla gwyn (eg)
tuberculous	darfodedigaethol (ans) twbercwlaidd (ans)
tubular	tiwbaidd (ans) pibellog (ans)
tubule urinary t.	tiwbyn, -nau (eg) tiwbyn troeth/wrin (eg)
tumour	tyfiant, tyfiannau (eg)

twin	gefell/gefeilles, gefeilliaid (eg)
	yr efeilliaid (ell)
identical t.	gefell unwy (eg)
non-idential t.	gefell deuwy (eg)
twitch	plwc, plyciau (eg)
	plycio (be)
tympanum	tympanwm (eg)
	tympan y glust (eb) (eardrum)
typhoid	tyffoid (eg)
typhus	tyffws (eg)

Ulcer	briw, -iau (eg)
ulcerate	briwio (be)
	ymfriwio (be)
ulcerated	briwiog (ans)
ulcerative	briwiol (ans)
u. colitis	llid briwiol y coluddyn (eg)
ulna	elin (eb)
	wlna (eg)
ulna nerve	nerf elinol (eb)
ultrasonic	uwchseiniol (ans)
	wltrasonig (ans)
ultrasound	uwchsain, uwchseiniau (eg)
ultraviolet	uwchfioled (ans)
umbilical	bogeiliol (ans)
u. cord	llinyn bogail (eg)
umbilicus	bogail (eg)
undernutrition	diffyg maeth (eg)
undescended testis	caill gudd, ceilliau cudd (eb)
undulant fever	twymyn donnol (eb)
unsaturated	annirlawn (ans)
u. fatty acid(s)	asid(au) brasterog annirlawn (eg)
uptake	mewnlifiad (eg) [= influx]
uraemia	wremia (eg)
uraemic	wremig (ans)

ureter	wreter (eg)
	arenbib (eb)
urea	wrea (eg)
ureteric	wreterig (ans)
urethra	wrethra (eg)
	troethbib (eb)
	pledrenbib (eb)
urethral	wrethrol (ans)
urethritis	llid y wrethra (eg)
	wrethritis (eg)
	llid y droethbib (eg)
uricosuric	wricoswrig (ans)
urinalysis	troethbrawf, troethbrofion (eg)
	wrinalysis (eg)
urinanalyse	troethbrofi (be)
urinary	troethol (ans)
urinate	troethi (be)
	piso (be)
urination	troethiad, -au (eg)
urine	troeth (eg)
	wrin (eg)
	lleisw (eg)
	dŵr (eg)
	piso
urine test	troethbrawf (eg)
uriniferous tubule	tiwbyn/tiwbwl wrinifferws (eg)
urogenital	troethenidol (ans)
urticaria	wrticaria (eg)
	danadlwst (eg)
uterine	crothol (ans)
u. prolapse	dygwympiad/cwymp y groth (eg)
uterus	y groth (eb)
uveitis	wfeitis (eg)
uvula	tafodig (eg)
	wfwla (eg)
uvulitis	llid y tafodig (eg)

Vaccinate	brechu (be)
vaccination	brechiad, -au (eg)
vaccine	brechlyn, -nau (eg)
vaccinia	brech y fuwch (eb)
vagina	gwain, gweiniau (eb)
vaginismus	gweindyndra (eg)
vaginitis	llid y wain (eg)
vagus nerve	y nerf fagws/grwydrol (eb)
valve	falf, -iau (eb)
valvitis	llid y falf (eg)
valvular	falfaidd (ans)
varicella	brech yr ieir (eb)
varicose v. veins (varices)	chwyddedig (ans) gwythiennau chwyddedig (ell)
varicosity	gwythïen chwyddi (eb)
variola	y frech wen (eb)
vascular	fasgwlar (ans) gwaedbibellol (ans) gwaedlestrol (ans)
vasectomy	fasdoriad, -au (eg)
vasoconstriction	fasguledd (eg) ymgulhad fasgwlaidd y (eg) ...
vasoconstrictor	fasgulydd, -ion (eg)

vasodilator
  coronary v.
  peripheral v.
	fasledydd (eg)
	fasledydd coronol (eg)
	fasledydd ffiniol/amgantol (eg)

vault	cromen, -nau (eb)
vegetarian strict v. (vegan)	cigwrthodwr, cigwrthodwyr (eg) cigwrthodwr caeth (eg)
vegetarianism	cigwrthodiaeth (eb)

vein
  jugular v.
  mesenteric v.
  renal v.
	gwythïen, gwythiennau (eb)
	gwythïen y gwddf (eb)
	gwythïen fesenterig (eb)
	gwythïen arennol (eb)

vena cava	y wythïen fawr (eb), <u>vena</u> <u>cava</u>
venereal disease	afiechyd(on)/clwy gwenerol (eg)
venesection	tynnu gwaed (be) gwaedu'r claf
venogram	gwythïen-lun (eg)
venous	gwythiennol (ans)
ventilate	gwyntyllu, awyru (be)
ventilation	gwyntylliad (eg) awyriad (eg)
ventilation rate	cyfradd anadlu (eb)
ventilator	awyrydd -ion (eg)
ventral v. root	fentrol (ans) torrol (ans) gwreiddyn fentrol (eg)
ventricle	fentrigl, -au (eg)
ventricular v. volume	fentrigol (ans) y cyfaint fentrigol (eg)
verruca	y ddafad (eb) ferwca (eg)

vertebra
  caudal v.
  cervical v.
  lumbar v.
  sacral v.
  thoracic v.
	fertebra, fertebrâu (eg)
	fertebra cynffonnol (eg)
	fertebra cerfignol (eg)
	fertebra meingefnol (eg)
	fertebra crwperol (eg)
	fertebra afellaidd/thorasig (eg)

vertebral v. column	fertebrol (ans) asgwrn y cefn (eg)
vertigo	y bendro (eb) y dot (eg) penysgafnder (eg)
vesical	pothellog (ans) fesigol (ans) pledrol (ans)
vestibular	cynteddol (ans) festibwlar (ans)
vestibulum	cyntedd -au (eg) festibwlwm (eg)
viable	hyfyw (ans) bywadwy (ans)

vibrate	dirgrynu (be)
vibration	dirgryniad, -au (eg)
villus	filws, filysau (eg)
violence	dirdra (eg/b)
violent	dirdraol (ans)
viral	firol (ans)
virus filterable v.	firws, firysau (eg) firws hidladwy (eg)
viscera	ymysgaroedd (ell) perfedd (eg)
viscosity	gludedd (eg)
vision	golwg (eg)

visual
  v. axis
  v. purple
	gweledol (ans)
	echel weledol (eb)
	porffor y llygaid (eg)

vital capacity	y cyfaint anadlol (eg)
vital organ	organ hanfodol (eg)
vitamin v. deficiency	fitamin -au (eg) diffyg fitaminol (eg)
vitreous	gwydrol (ans)
vitreous humour	hylif gwydrol (eg)
vivisection	bywddyraniad, -au (eg)
vocal v. chord	lleisiol (ans) tant y llais, tannau'r llais (eg)
volvulus	cwlwm perfedd (eg)
vomit	chwydfa, chwydfeydd (eb) chwydiad -au (eg) cyfog (eg) chwydu (be) cyfogi (be) taflu i fyny (be)
vomiting	chwydu (be) cyfogi (be) taflu i fyny (be)
vomitus	chwŷd (eg)

voluntary (striated) muscle	cyhyr rhesog/rheoledig (eg)
vulva	gweflau'r wain (ell) fwlfa (eg)
vulval	fylfol (ans)
vulvitis	llid y fwlfa (eg)
Wadding [=cotton wool]	gwlân cotwm (eg) wadin (eg)
waist	gwasg (eb) canol (eg)
ward	ward, -iau (eb)
wart	dafaden, defaid (eb)
Wallerian degeneration	ymddatod Waller (be)
warty	dafadennog (ans)
water hard w. mineral w.	dŵr (eg) dŵr caled (eg) dŵr mwynol (eg)
water-brash	llosg cylla (eg)
watery	dyfrllyd (ans) dyfriog (ans)
wax	cwyr, cwyrau (eg)
weak	gwan (ans) egwan (ans)
weakness	gwendid -au (eg) musgrellni (eq)
wean	diddyfnu (be)
web	gwe -oedd (eb)
wen	crangen, cranghennau (⌐ᴸ) y wen (eb)
white-leg	clwy'r goes wen (eg)
white blood cells	celloedd/corffilod gwyn y gwaed (ell)

white matter (brain)	gwynnyn yr ymennydd (eg)
whitlow	ewinor. (eg) bystwn (eg) ffelwm (ffalwm) (eg)
whooping cough	y pas (eg)
wisdom tooth	cefnddant (eg) dant helbul (eg)
womb	croth -au (eb)

worm
  hookworm, common
  hookworm, American
  roundworm
  tapeworm
  threadworm
  whipworm
	llyngyren, llyngyr (eb)
	llyngyren adfach gyffredin (eb)
	llyngyren adfach Americanaidd (eb)
	llyngyren gron (eb)
	llyngyren ruban (eb)
	llyngyren edau (eb)
	llyngyren chwip (eb)

wound
  incised w.
  penetrating w.
  punctured w.
  stab w.
	clwyf -au (eg), archoll -ion (eb)
	clwyf agennog (eg), archoll agennog (eb)
	clwyf treiddiol (eg), archoll dreiddiol (eb)
	clwyf brath (eg), archoll frath (eb)
	clwyf gwân (eg), archoll wân (eb)

wrinkle	crychni (eg)
wrinkled	crych (ans)
wrist	arddwrn, arddyrnau, erddyrn (eg)
wry neck	pengamedd (eg)
Xanthelasma	santhelasma (eg) melynwch tangroen (eg)
xanthoma	santhoma (eg) tyfiant melyn (eg)
xerostomia	sychgeg (eb) serostomia (eg)
xeroderma	sychgroen (eg) seroderma (eg)

x-ray
  x-ray (picture/
        radiograph)
	pelydr-x
	
	radiograff -au (eg)

Yawn	gapo (be) dylyfu gên (be)
yellow fever	y dwymyn felen (eb), y cryd melyn (eg)
Zoster	yr eryr (eg)
zygoma	sygoma, sygomâu (eg) uwchgern (eb)
zygomatic	sygomatig (ans) uwchgernol (ans)

Atodiad: Termau Galwedigaethol

Ambulance Driver	Gyrrwr Ambiwlans, Gyrwyr Ambiwlans (eg)
Anaesthetist	Anesthetegydd, -ion (eg)
Attached Staff	Staff Gysylltiedig (eh)
Attendant	Cynorthwywr, cynorthwywyr (eg)
Auxiliary worker	Gweithiwr/Gweithreg C/Gynorthwyol (eg/b)
Bacteriologist	Bacteriolegydd -ion (eg)
Biochemist	Biocemegydd, -ion (eg)
Chef	Prif G^qydd (eg)
Chief Administrative Medical Officer	Prif Swyddog Meddygol Gweinyddol (eg)
Chief Administrative Nursing Officer	Prif Swyddog Nyrsio Gweinyddol (eg)
Chief Technician	Prif Dechnegydd (eg)
Chiropodist	Trinydd Traed, Trinyddion Traed (eg)
Community Nurse	Nyrs Ardal (eb/g)
Community Physician	Meddyg Cymunedol (eg)
Consultant	Ymgynghorydd/ymgynghorwr ymgynghorwyr (eg)
Consultant surgeon	Llawfeddyg ymgynghorol (eg)
Coroner	Crwner, -iaid (eg)
Deputy Nursing Officer	Dirprwy Swyddog Nyrsio (eg)
D^rmatologist	Dermatolegydd -ion (eg)
Dietician	Dietegydd, -ion (eg)
District Nurse	Nyrs Ardal (eb/g)
District Nursing Sister	Prif Nyrs Ardal (eb/g)

Gynaecologist	Gynecolegydd -ion (eg)
Head Porter	Prif Borthor (eg)
Health Visitor	Ymwelydd Iechyd (eg)
House Officer	Meddyg Tŷ (eg)
Medical Social Worker	Gweithiwr/Gweithreg C/Gymdeithasol M/Feddygol (eg/b)
Midwife	Bydwraig, bydwragedd (eb)
Nursing Officer	Swyddog Nyrsio (eg)
Ophthalmologist	Offthalmolegydd -ion (eg)
Optician (ophthalmic)	Optegydd (offthalmig) (eg)
Paediatrician	Pediatregydd, -ion (eg)
Pathologist	Patholegydd, -ion (eg)
Pharmacist	Fferyllydd, -ion (eg)
Physiotherapist	Ffisiotherapydd, -ion (eg)
Practice M nager	Trefnydd/Gweinyddwr Practis/Gweithgylch (eg
Primary medical care/ team	Gofal/tîm meddygol sylfaenol (eg)
Psychiatric Social Worker	Gweithiwr/Gweithreg C/Gymdeithasol Seiciatregol (eg/b)
Psychiatrist	Seiciatregydd, -ion (eg)
Psychologist	Seicolegydd, -ion (eg)
Radiologist	Radiolegydd, -ion (eg)

Registrar	Cofrestrydd, -ion (eg)
Senior House Officer	Uwch-feddyg Tŷ (eg)
Social worker	Gweithiwr Cymdeithasol (eg)/ Gweithreg Gymdeithasol (eb)
Storekeeper	Ceidwad y Storfa (eg)
Superitendent Radiographer	Prif Radiograffydd (eg)
Theatre Superintendent	Arolygydd y Theatrau (eg)
Trainee General Practitioner	Meddyg Teulu dan Hyfforddiant (eg)